Acerca de NCCN Guidelines for Patients®

National Comprehensive Cancer Network®

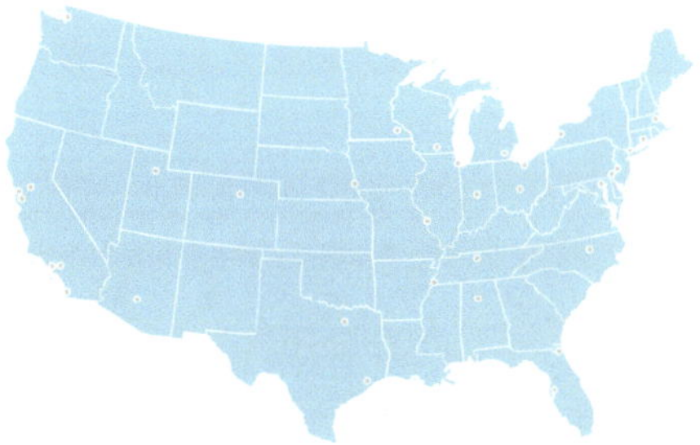

¿Sabía que los principales centros oncológicos de los Estados Unidos colaboran para mejorar la atención oncológica? Esta alianza de los principales centros oncológicos se denomina National Comprehensive Cancer Network® (NCCN®).

La atención oncológica está en cambio constante. NCCN elabora recomendaciones para la atención oncológica basadas en pruebas que utilizan los profesionales de atención médica de todo el mundo. Estas recomendaciones que se actualizan con frecuencia se denominan NCCN Clinical Practice Guidelines in Oncology (NCCN Guidelines®). NCCN Guidelines for Patients explican de manera sencilla estas recomendaciones de los expertos para las personas con cáncer y sus cuidadores.

Esta NCCN Guidelines for Patients se basa en NCCN Clinical Practice Guidelines in Oncology (NCCN Guidelines®) para pacientes con cáncer de colon, versión 4.2025, del 27 de junio de 2025.

Ver NCCN Guidelines for Patients gratis en internet
NCCN.org/patientguidelines

Buscar un centro oncológico de NCCN cerca de usted
NCCN.org/cancercenters

Comuníquese con nosotros

Quiénes nos apoyan

NCCN Guidelines for Patients cuenta con el apoyo financiero de NCCN Foundation®

NCCN Foundation agradece profundamente a las siguientes empresas colaboradoras por hacer posible esta NCCN Guidelines for Patients: Taiho Oncology, Inc.

NCCN adapta, actualiza y aloja de forma independiente la guía de NCCN Guidelines for Patients. Nuestras empresas colaboradoras no participan en la elaboración de esta NCCN Guidelines for Patients y no se responsabilizan del contenido ni las recomendaciones que se incluyen en la presente guía.

Apoyo adicional proporcionado por

Fight Colorectal Cancer (Fight CRC) es una organización líder en la promoción y defensa de los pacientes que proporciona información equilibrada y objetiva sobre la investigación, el tratamiento y las políticas del cáncer de colon y recto. Somos defensores implacables de la esperanza, enfocados en financiar iniciativas de investigación prometedoras y de alto impacto, además de capacitar a los promotores de este movimiento para influir en la legislación y las políticas a favor del bien colectivo. Obtenga respuestas rápidas de ChatCRC, el primero y único bot conversacional de IA para el cáncer colorrectal; envíe un mensaje de texto al +1 (318) 242-8272 o visite chatbot.fightcrc.org. Para conocer maneras de unirse a la lucha, visite FightCRC.org.

Para hacer una donación u obtener más información, visite la página web o envíe un correo electrónico.

NCCNFoundation.org/donate

PatientGuidelines@NCCN.org

Contenido

NCCN Foundation tiene como objetivo apoyar a los millones de pacientes y familias afectados por un diagnóstico de cáncer mediante la financiación y distribución de NCCN Guidelines for Patients. NCCN Foundation también se compromete a avanzar en los tratamientos contra el cáncer subsidiando a los médicos prometedores del país en el centro de innovación en cuanto a investigación del cáncer. Para obtener más detalles y acceder a la biblioteca completa de recursos para pacientes y cuidadores, visite NCCN.org/patients.

National Comprehensive Cancer Network (NCCN) y NCCN Foundation
3025 Chemical Road, Suite 100, Plymouth Meeting, PA 19462, EE. UU.

1
Acerca del cáncer de colon

El cáncer de colon es frecuente y tratable. Muchos tipos de cáncer que comienzan en el colon se pueden curar, especialmente cuando se los detecta de manera precoz.

¿Qué es el colon?

El colon constituye la mayor parte del intestino grueso. En el colon, se absorbe el agua de los alimentos que ingerimos, y estos se transforman en heces o materia fecal.

Después de salir del colon, las heces pasan al recto. El recto son los últimos 15 cm (6 pulgadas) del intestino grueso. Las heces permanecen allí hasta que salen del cuerpo a través de un orificio llamado ano.

El término “cáncer colorrectal” se usa para describir los tipos de cáncer que se forman en el colon o en el recto. Si bien estos tipos de cáncer son similares, su tratamiento es diferente. El tema central de esta guía es el cáncer de colon.

Para obtener información sobre el tratamiento del cáncer de recto, consulte *NCCN Guidelines for Patients: Cáncer de recto* en NCCN.org/patientguidelines y en la aplicación NCCN Patient Guides for Cancer.

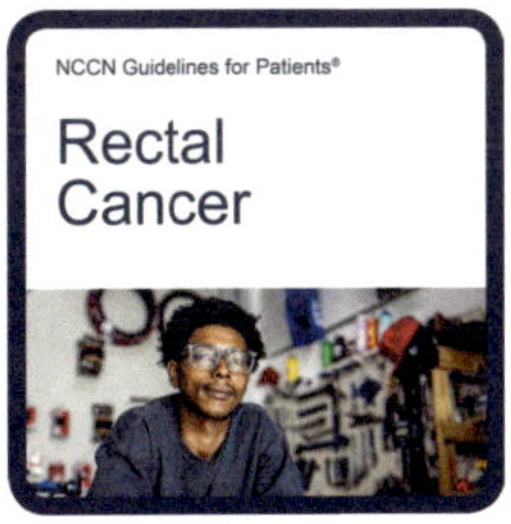

El colon

La primera parte del colon es una especie de fondo de saco llamado ciego. El apéndice tiene el tamaño de un dedo aproximadamente y sobresale del ciego. El resto del colon tiene 4 secciones principales: ascendente, transverso, descendente y sigmoide.

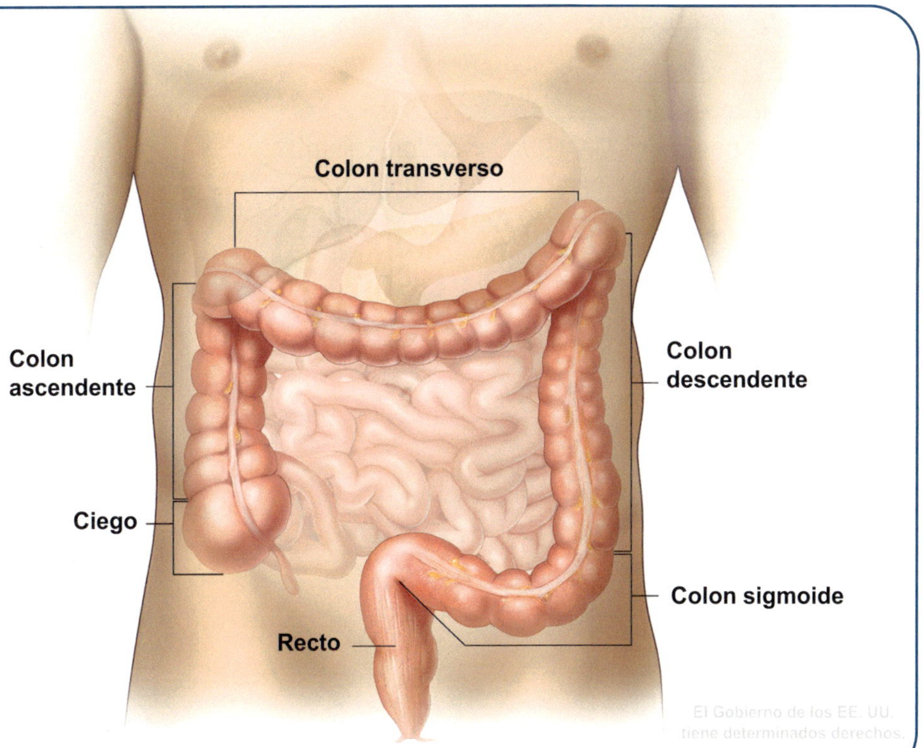

¿Qué son los pólipos?

Los pólipos son tumores no cancerosos que se forman en la capa interna del colon y del recto. El tipo más común se denomina adenoma. Si bien puede tardar muchos años en suceder, los adenomas pueden convertirse en cáncer de colon invasivo. El cáncer que se forma en un adenoma se llama adenocarcinoma. Es el tipo más frecuente de cáncer de colon.

Los pólipos que casi nunca se transforman en cáncer son los pólipos hiperplásicos e inflamatorios. Si bien la mayoría de los pólipos no se convierten en cáncer, casi todos los tipos de cáncer de colon empiezan con un pólipo.

Extirpar los pólipos puede ayudar a prevenir el cáncer antes de que comience a desarrollarse. La mayoría de los pólipos pueden extirparse durante una colonoscopia mediante un procedimiento endoscópico menor llamado polipectomía. Además, se pueden analizar para corroborar que el cáncer no haya comenzado a desarrollarse.

Para obtener más información sobre la detección de pólipos, consulte *NCCN Guidelines for Patients: Detección del cáncer colorrectal* en NCCN.org/patientguidelines y en la aplicación NCCN Patient Guides for Cancer.

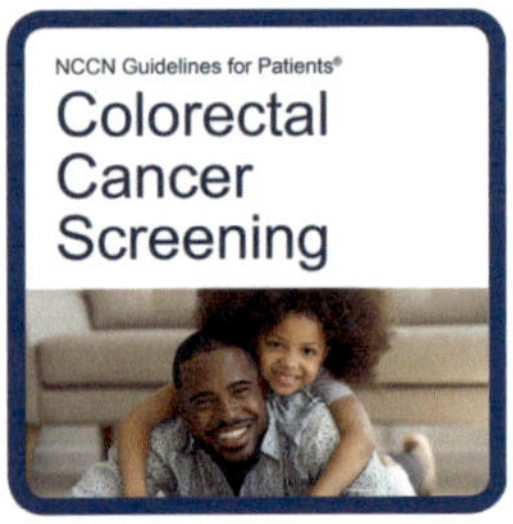

¿Qué contiene este recurso?

- Estudios para saber si el tumor tiene una alteración de la vía reparadora de emparejamiento (dMMR, por sus siglas en inglés).
- Preparación de un plan de atención basado en el estado de la vía reparadora de emparejamiento (MMR, por sus siglas en inglés) del cáncer.
- Tratamiento para los pólipos con cáncer y todos los estadios del cáncer de colon.
- Supervivencia.

¿Qué puede hacer para recibir la mejor atención?

Luche por usted. Es más probable que obtenga la atención que desea si hace preguntas y toma decisiones compartidas con su equipo de atención médica.

Las NCCN Guidelines for Patients lo ayudarán a comprender los cuidados oncológicos. Con una mejor comprensión, tendrá más preparación para hablar de sus cuidados con su equipo y compartir sus inquietudes. Muchas personas se sienten más satisfechas cuando desempeñan un papel activo en su atención.

Es posible que no sepa qué preguntar a su equipo de atención médica. Eso es frecuente. Cada capítulo de este libro termina con una sección importante titulada *Preguntas para hacer*. Estas sugerencias de preguntas le ayudarán a obtener más información sobre todos los aspectos de su atención.

Por qué debería leer este libro

Tomar decisiones sobre la atención oncológica puede ser estresante. Es posible que tenga que tomar decisiones difíciles bajo presión sobre opciones complejas.

Las NCCN Guidelines for Patients son fiables tanto para los pacientes como para los proveedores de atención médica. En ellas, se explican con claridad las recomendaciones de atención actuales formuladas por respetados expertos en la materia. Las recomendaciones se basan en las investigaciones más recientes y prácticas de los mejores centros oncológicos.

La atención oncológica no es igual para todas las personas. Si sigue las recomendaciones de los expertos para su situación, tendrá más probabilidades de mejorar su atención y obtener mejores resultados. Utilice este libro como guía para encontrar la información que necesita para tomar decisiones importantes.

2.
Pruebas para el cáncer de colon

En este capítulo, se describen las pruebas y la atención necesarias para crear su plan de tratamiento. Se deben analizar todos los tipos de cáncer de colon para determinar si tienen mutaciones (cambios) en los genes que reparan el ADN dañado, llamados genes de la vía reparadora de emparejamiento (MMR, por sus siglas en inglés).

Colonoscopia

La mayoría de los tipos de cáncer de colon se detectan durante la colonoscopia. Este procedimiento permite que un profesional de atención médica, normalmente un gastroenterólogo, examine todo el intestino grueso.

Si detecta pólipos o lesiones, los extirpará durante el procedimiento con una herramienta de corte. Esto se llama polipectomía. Un experto llamado anatomopatólogo procurará detectar células cancerosas en los pólipos mediante un microscopio. Si las encuentra, realizará un diagnóstico de cáncer.

El diagnóstico y otros hallazgos se incluirán en un documento llamado informe de anatomopatología. Pídale una copia a su médico.

Colonoscopia

La colonoscopia es un procedimiento que permite al médico ver y extirpar el tejido anormal del colon. Se introduce un dispositivo delgado a través del ano, sube por el recto y llega al colon. El dispositivo tiene una luz, una cámara y una herramienta de corte.

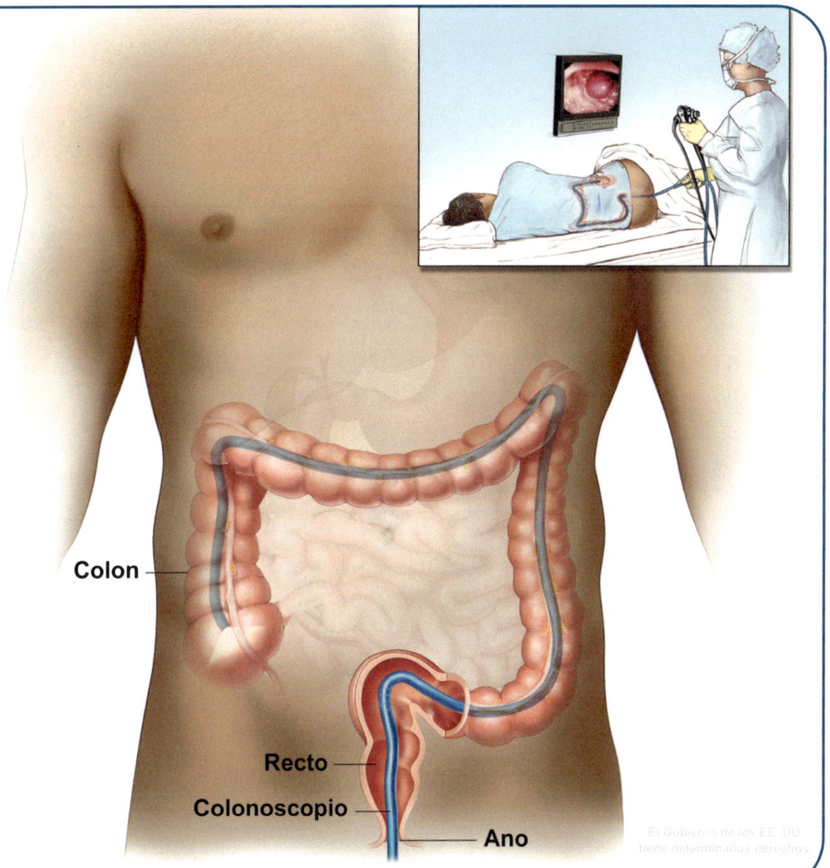

Es habitual tener que realizarse otra colonoscopia después del diagnóstico de cáncer de colon para examinar minuciosamente el colon y buscar otras posibles zonas cancerosas. Esto se denomina colonoscopia diagnóstica.

Para obtener más información sobre la colonoscopia de detección y qué debe esperar, consulte *NCCN Guidelines for Patients*: *Detección del cáncer colorrectal* en NCCN.org/patientguidelines y en la aplicación NCCN Patient Guides for Cancer.

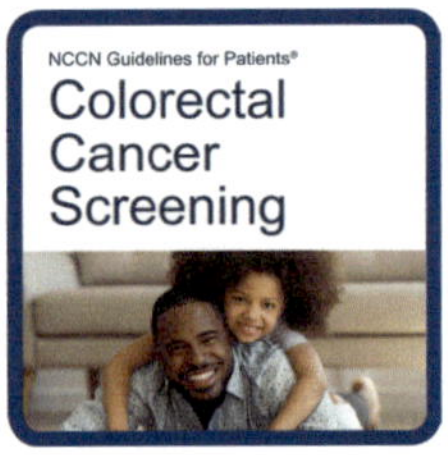

Estudios de la vía reparadora de emparejamiento

Los estudios de la vía reparadora de emparejamiento (MMR, por sus siglas en inglés) o de inestabilidad microsatelital (MSI, por sus siglas en inglés) se recomiendan a **todas las personas diagnosticadas con cáncer de colon**. Aproximadamente 1 de cada 6 tumores de colon tienen uno de estos biomarcadores. Los biomarcadores son características de un cáncer que pueden ayudar a orientar su tratamiento.

Los estudios consisten en analizar un pequeño fragmento del tumor de colon en un laboratorio. Según el método utilizado, el resultado anormal se llama alteración de la vía reparadora de emparejamiento (dMMR, por sus siglas en inglés) o alta inestabilidad microsatelital (MSI-H, por sus siglas en inglés).

Los tumores que no tienen ninguno de estos cambios tienen vía reparadora de emparejamiento inalterada (pMMR, por sus siglas en inglés) o estabilidad microsatelital (MSS, por sus siglas en inglés).

Guía 1
Pruebas y atención del cáncer de colon

Pruebas necesarias	• Colonoscopia • Biopsia • Análisis de la alteración de la vía reparadora de emparejamiento (dMMR) del tumor • TC de tórax, abdomen y zona pélvica • Análisis de sangre: hemograma completo, perfil bioquímico, antígeno carcinoembrionario (ACE)
Otros estudios o atención que puede recibir si es necesario	• RM • Análisis de *PIK3CA* • Análisis de *DPYD* • Ayuda para dejar de fumar • Planificación familiar y opciones para conservar la fertilidad

Antecedentes médicos familiares

El profesional de atención médica le preguntará sobre los antecedentes médicos de sus familiares biológicos (consanguíneos). Las personas con un familiar de primer grado con cáncer colorrectal tienen más probabilidades de tener este cáncer, en comparación con aquellas personas que no tienen antecedentes familiares de este tipo de cáncer.

La mayoría de los tipos de cáncer de colon ocurre por razones desconocidas. Si bien es poco frecuente, algunas personas nacen con una alteración que las hace más propensas a contraer cáncer de colon y de otro tipo. Estas alteraciones se llaman síndromes de cáncer hereditario. Dos de estas afecciones incluyen el síndrome de Lynch y la poliposis adenomatosa familiar (PAF).

Las personas que nacen con el síndrome de Lynch tienen un riesgo alto de padecer cáncer de colon, endometrio y ovarios. El síndrome de Lynch se produce por mutaciones hereditarias de los genes de MMR. Para los tumores que presentan dMMR o el biomarcador MSI-H se recomienda realizar estudios para detectar el síndrome de Lynch.

La PAF causa la formación de muchos pólipos en el colon y el recto. Los pólipos comienzan como tumores benignos, pero, con el tiempo, pueden transformarse en cáncer de colon invasivo. El cáncer suele aparecer a partir de los 50 años en personas con PAF clásica.

Estudios genéticos para tipos de cáncer hereditarios

Si se sospecha un cáncer hereditario o síndrome de cáncer, el médico lo derivará a un asesor genético. Este experto puede hablar con usted y su familia sobre los estudios para detectar síndromes relacionados con el cáncer de colon.

Para estos estudios, se toma una muestra de sangre o saliva. Un anatomopatólogo analiza la muestra para determinar si hay mutaciones genéticas que causen estos síndromes. Es importante consultar a un asesor genético antes de someterse a cualquier estudio genético.

Análisis de *PIK3CA*

El *PIK3CA* es un gen involucrado en el crecimiento normal de las células. En algún momento después de la concepción, se puede producir una mutación (cambio) en este gen que aumenta su riesgo de tener cáncer colorrectal y de otros tipos. Los cambios genéticos que suceden después de la concepción se llaman mutaciones somáticas. Las diferencias genéticas con las que se nace se denominan variantes de estirpe germinal.

Los tumores con una mutación de *PIK3CA* suelen crecer con rapidez y volver a aparecer después del tratamiento. Si su médico cree que el cáncer está en **estadio 2 o 3** antes de la cirugía, puede indicarle un análisis de *PIK3CA*. Los resultados pueden ayudar a guiar las decisiones sobre tomar aspirina después del tratamiento. La aspirina puede ser más eficaz para prevenir la recidiva (la reaparición del cáncer) en tumores con este biomarcador.

Análisis de *DPYD*

La capecitabina y el fluorouracilo (5-FU) son medicamentos de quimioterapia llamados fluoropirimidinas. Suelen utilizarse para tratar el cáncer colorrectal. El cuerpo usa una enzima (proteína) especial llamada DPD para descomponer estos medicamentos para que puedan actuar de forma adecuada y segura.

Aproximadamente 1 de cada 15 personas hereda una diferencia en el gen involucrado en la producción de DPD, el gen *DPYD*. Esto se llama deficiencia de DPD. En estas personas, las fluoropirimidinas pueden acumularse y provocar efectos secundarios graves e incluso mortales, conocidos como reacción adversa a las fluoropirimidas.

Los signos y síntomas incluyen úlceras en la boca, dolor abdominal, sangre en las heces, náuseas, vómitos y diarrea. La piel de las palmas de las manos y las plantas de los pies pueden comenzar a descamarse y presentar enrojecimiento, hinchazón o entumecimiento. Otros posibles efectos secundarios incluyen falta de aire y caída del cabello.

Si tiene alguno de los síntomas mencionados en los días posteriores a recibir capecitabina o 5-FU, comuníquese de inmediato con su equipo de atención médica. Existe un tratamiento aprobado por la FDA para este efecto secundario poco frecuente de las fluoropirimidinas.

Si se prevé un tratamiento con una fluoropirimidina, hable con su médico sobre el riesgo de reacciones adversas a esta clase de medicamento. Después de conocer su riesgo, puede hacerse un estudio genético para saber si tiene la variante genética que causa deficiencia de DPD.

Análisis de sangre

Análisis de ACE en sangre

El antígeno carcinoembrionario (ACE) es una proteína presente en la sangre. El nivel de ACE suele ser más elevado de lo normal en personas con cáncer de colon. Esto sucede especialmente si el cáncer se extendió fuera del colon hacia otros órganos.

El control del ACE también puede ser útil para los tumores limitados al colon. Si el nivel de ACE es normal al inicio y luego el cáncer se extiende a otros órganos, el nivel de ACE aumenta.

Análisis de ADNtc

También llamado biopsia líquida, el análisis de ADN tumoral circulante (ADNtc) busca pequeños fragmentos de ADN liberados por las células tumorales en la sangre. Puede detectar tumores microscópicos que podrían permanecer en el cuerpo después de la cirugía de colon. **En ese momento, el análisis de ADNtc no se recomienda como parte del tratamiento estándar para el cáncer colorrectal.**

Sin embargo, controlar el ACE no es útil para todas las personas, incluso si el cáncer se ha extendido. Las personas que consumen tabaco y las embarazadas pueden tener niveles de ACE más elevados.

Hemograma completo

El cáncer y otros problemas de salud pueden aumentar o disminuir la cantidad de glóbulos sanguíneos. El hemograma completo (HC) mide los niveles de glóbulos blancos, glóbulos rojos y plaquetas en una muestra de sangre. Los glóbulos blancos ayudan al cuerpo a combatir infecciones. Los glóbulos rojos transportan oxígeno a todo el cuerpo. Las plaquetas ayudan a curar heridas al formar coágulos sanguíneos.

Perfil bioquímico

También conocido como perfil metabólico completo, este grupo de análisis proporciona información sobre el funcionamiento de los riñones, el hígado y otros órganos.

Estudios de diagnóstico por imágenes

Los estudios de diagnóstico por imágenes pueden mostrar zonas con cáncer dentro del cuerpo. Un radiólogo interpreta las imágenes y comunica los resultados a su oncólogo.

Su equipo de atención médica le indicará cómo prepararse para los estudios de diagnóstico por imágenes. Avise si se siente nervioso en espacios reducidos. Es posible que le ofrezcan un medicamento llamado sedante para ayudarlo a relajarse.

TC

La tomografía computarizada (TC) es buena para mostrar ganglios linfáticos y otras zonas a donde puede extenderse el cáncer. Durante el examen, estará acostado boca arriba sobre una camilla que se desliza hacia un equipo que se asemeja a un túnel. Podrá oír y hablar con el técnico en todo momento.

Una sustancia que se denomina medio de contraste se usa para que las imágenes sean más claras. Se inyecta en una vena o se mezcla con un líquido que usted bebe. Puede sentir enrojecimiento o un sabor metálico en la boca. Algunas personas tienen urticaria, que es un signo de reacción alérgica. Avise a su médico si ha tenido problemas con el medio de contraste en el pasado.

RM

La resonancia magnética (RM) no suele utilizarse para planificar el tratamiento para el cáncer de colon. Su médico puede indicarle una RM para obtener una mejor imagen del hígado o del recto, si los resultados de la TC no están claros.

Realizarse una RM es parecido a una TC, pero no se utilizan rayos X. Lleva más tiempo de realizar y es posible que sienta calor en el cuerpo durante el procedimiento. Algunos centros de diagnóstico por imágenes utilizan un medicamento para disminuir el movimiento de los intestinos. Si se prevé realizar una RM, pregunte a su equipo de atención médica qué puede esperar.

TC

La TC es buena para mostrar ganglios linfáticos y otras zonas a donde puede extenderse el cáncer. Durante el examen, estará acostado boca arriba sobre una camilla que se desliza hacia un equipo que se asemeja a un túnel. Podrá oír y hablar con el técnico en todo momento.

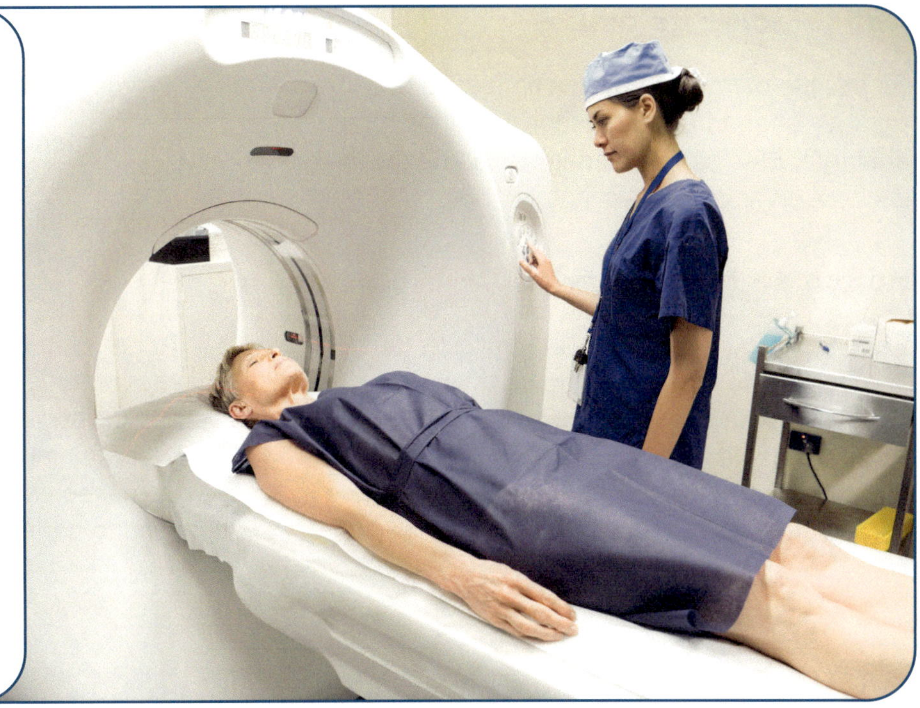

Fertilidad y planificación familiar

Por razones desconocidas, el cáncer de colon se está diagnosticando con más frecuencia en adultos jóvenes. Algunos tratamientos para el cáncer hacen que sea difícil o imposible tener hijos. Si desea tener hijos en el futuro, hable con su equipo de atención médica antes de comenzar el tratamiento. Le explicarán los riesgos del plan de tratamiento relacionados con la fertilidad.

A continuación, se describen algunos métodos para conservar la fertilidad antes del tratamiento del cáncer. Su médico puede derivarlo para que reciba asesoramiento sobre sus opciones de conservación de la fertilidad.

Banco de semen

En estos bancos, el semen se congela en nitrógeno líquido y se almacena para su uso posterior. Otro nombre para el banco de semen es crioconservación de semen.

Congelación de óvulos

Es posible extraer los óvulos no fertilizados para almacenarlos congelados y usarlos más adelante. Esto se llama congelación de óvulos o crioconservación de ovocitos.

Banco de tejido ovárico

En este método, se utiliza la extracción de una parte o de la totalidad de un ovario para congelar la parte que contiene los óvulos. El tejido congelado que contiene los óvulos se puede descongelar posteriormente para volver a introducirlo en el cuerpo.

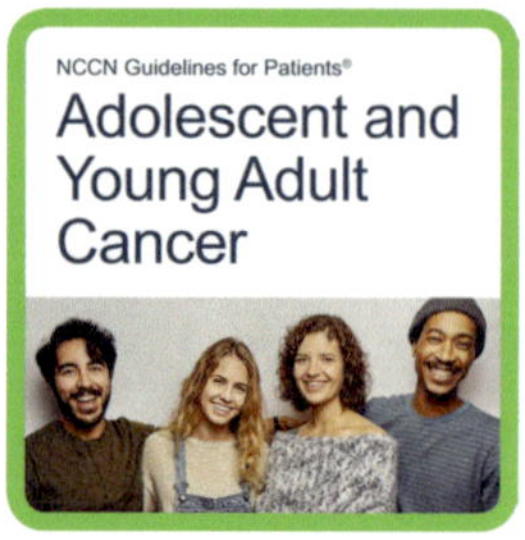

Consulte más información sobre fertilidad y planificación familiar en las *NCCN Guidelines for Patients de Cáncer en adolescentes y adultos jóvenes* en NCCN.org/patientguidelines y en la aplicación NCCN Patient Guides for Cancer.

Ensayos clínicos

Un ensayo clínico es un tipo de estudio de investigación médica. Después de desarrollar y analizar en un laboratorio nuevas formas posibles de combatir el cáncer, es necesario estudiarlas en las personas.

Si en un ensayo clínico se determina que un medicamento, un dispositivo o un método de tratamiento es seguro y eficaz, es posible que lo apruebe la Administración de Alimentos y Medicamentos de los Estados Unidos (FDA).

Todas las personas con cáncer deben considerar atentamente todas las opciones de tratamiento que existen para tratar su tipo de cáncer, incluidos los tratamientos habituales y los ensayos clínicos. Converse con su médico para evaluar si tiene sentido participar en un ensayo clínico.

Fases

La mayoría de los ensayos clínicos sobre el cáncer se centran en el tratamiento y se realizan por fases.

- En los ensayos de **fase 1**, se estudian la seguridad y los efectos secundarios de un medicamento en investigación o un método de tratamiento.
- En los ensayos de **fase 2**, se evalúa el grado en que un medicamento o método actúa contra un tipo de cáncer específico.
- En los ensayos de **fase 3**, se evalúa el medicamento o el método en comparación con el tratamiento habitual. Si los resultados son buenos, puede ser aprobado por la FDA.
- En los ensayos de **fase 4**, se estudian la seguridad y el beneficio de un tratamiento aprobado por la FDA.

¿Quién puede inscribirse?

Depende de las normas del ensayo clínico, denominadas criterios de elegibilidad. Las reglas pueden referirse a la edad, el tipo y el estadio del cáncer, los antecedentes de tratamiento o el estado general de salud. Estos garantizan que los participantes se asemejen en formas específicas y que el ensayo sea lo más seguro posible para los participantes.

Consentimiento informado

Un equipo de investigación administra los ensayos clínicos. Este grupo de expertos revisará el estudio con usted en detalle, incluidos el propósito, y los riesgos y beneficios de participar. Toda esta información también se proporciona en un formulario de consentimiento informado. Lea el formulario detenidamente y haga preguntas antes de firmarlo. Tómese el tiempo que necesite para conversar con personas de su confianza. Tenga en cuenta que puede dejar el ensayo clínico y recibir un tratamiento fuera del ensayo clínico en cualquier momento.

Dónde buscar ensayos clínicos

En los Estados Unidos

Centros oncológicos de NCCN
NCCN.org/cancercenters

The National Cancer Institute (NCI)
cancer.gov/about-cancer/treatment/clinical-trials/search

En el mundo

The U.S. National Library of Medicine (NLM)
clinicaltrials.gov

¿Necesita ayuda para buscar un ensayo clínico?

Servicio de Información de Cáncer (Cancer Information Service, CIS) del NCI
+1 800.4.CANCER (+1 800.422.6237)
cancer.gov/contact

¿Recibiré un placebo?

Los placebos (versiones inactivas de medicamentos reales) casi nunca se usan solos en los ensayos clínicos sobre el cáncer. Es común recibir el placebo con el tratamiento habitual o el medicamento nuevo con el tratamiento estándar. Antes de inscribirse, se le informará, verbalmente y por escrito, si el ensayo clínico tiene previsto el uso de un placebo.

¿Los ensayos clínicos son gratuitos?

No tiene que pagar nada para inscribirse en un ensayo clínico. El patrocinador del estudio paga los costos relacionados con la investigación, incluido el medicamento del estudio. Pero es posible que tenga que pagar otros servicios, como transporte o servicios de cuidado infantil, debido a las consultas adicionales. Durante el ensayo, continuará recibiendo la atención habitual contra el cáncer. Este tipo de atención a menudo está cubierta por el seguro.

Puntos clave

- En todos los casos de tumores de colon se deben realizar análisis de alteración de la vía reparadora de emparejamiento (dMMR) o inestabilidad microsatelital alta (MSI-H). Los tumores que no tienen estos biomarcadores tienen estabilidad microsatelital (MSS) o se llaman vía reparadora de emparejamiento inalterada (pMMR).
- Los síndromes heredados relacionados con el cáncer de colon incluyen síndrome de Lynch y poliposis adenomatosa familiar. A todas las personas con cáncer de colon se les debe preguntar por sus antecedentes médicos familiares.
- Se recomienda realizar hemograma completo (HC), perfil bioquímico y antígeno carcinoembrionario (ACE) como parte de las pruebas iniciales.
- La tomografía computarizada (TC) es buena para mostrar ganglios linfáticos y otras zonas adonde puede extenderse el cáncer fuera del colon.
- Si desea mantener la opción de comenzar una familia o agrandarla, hable con su equipo de atención médica sobre los riesgos relacionados con la fertilidad de su plan de tratamiento y las opciones para conservarla.
- Los ensayos clínicos permiten acceder a tratamientos en investigación que, con el tiempo, podrían ser aprobados por la FDA.

Preguntas para hacer

- ¿Qué tan grave es mi cáncer?
- ¿Mi cáncer tiene alteración de la vía reparadora de emparejamiento o inestabilidad microsatelital alta?
- ¿Qué estudios de diagnóstico por imágenes me han indicado para evaluar si el cáncer se ha extendido?
- ¿Me puede dar una copia del informe anatomopatológico y de los resultados de los demás estudios?
- ¿Se justifica hacer un tratamiento?

3
Tratamiento para el cáncer no metastásico

El cáncer de colon suele formarse en pólipos en la capa interna del colon, pero también puede formarse en zonas planas de células anormales (una lesión). Este capítulo explica el tratamiento del cáncer que no se ha extendido a zonas alejadas del colon.

Pólipos con cáncer

Existen dos tipos principales de pólipos. Los pólipos pediculados tienen una forma similar a la de los hongos y sobresalen de la pared del colon. Tienen un tallo y una parte superior redondeada. Los pólipos sésiles son más planos y no tienen tallo. El pólipo en el que ha comenzado a crecer el cáncer se llama pólipo maligno (canceroso).

La mayoría de los pólipos se pueden extirpar durante una colonoscopia mediante un procedimiento endoscópico menor llamado polipectomía. Con frecuencia, no se necesita ningún otro tratamiento. En otros casos, es necesario realizar una cirugía (resección) para extirpar una parte más grande del colon. Esto depende de lo siguiente:

- el tamaño y la forma del pólipo (pediculado o sésil),
- los resultados de la polipectomía, y
- los resultados del análisis del tejido extirpado.

Antes de decidir si se necesita realizar una resección después de una polipectomía, su médico analizará los resultados de los análisis y conversará con usted sobre las opciones que tiene a su disposición.

Pólipos en el colon

Los pólipos son tumores de la capa interna de la pared del intestino. Los pólipos pediculados sobresalen de la pared del colon con un tallo. Los pólipos sésiles son más planos y no tienen tallo.

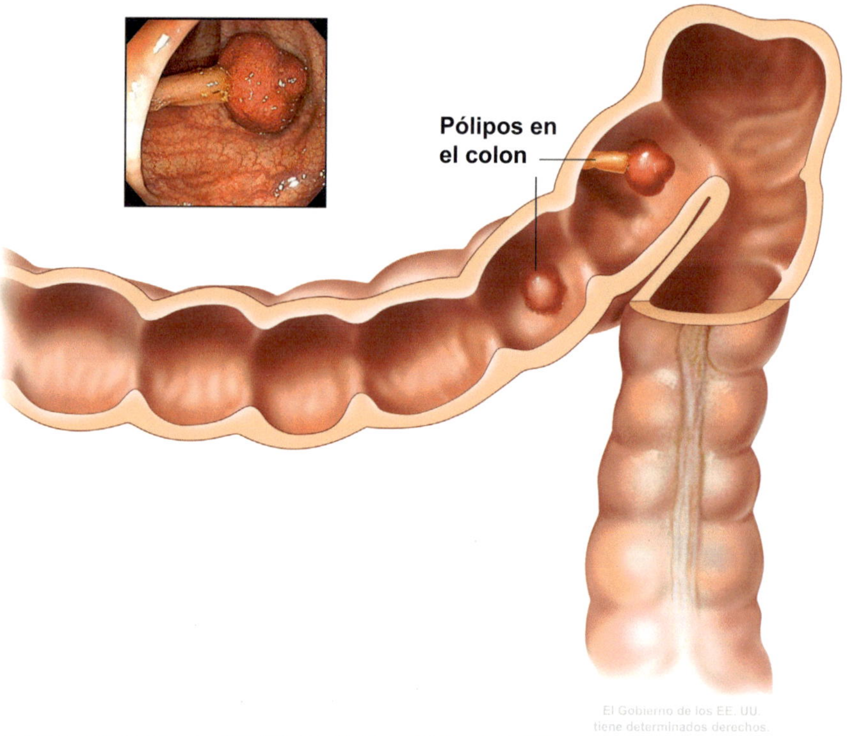

Cáncer invasivo

Para los tumores que no se detectan de manera precoz para ser extirpados mediante polipectomía, suele ser necesario realizar una colectomía (cirugía de colon). La cirugía es la única opción si el tumor del colon se puede extirpar por completo. Si no puede someterse a una cirugía en primer lugar, consulte la página 22.

Colectomía

La colectomía es una intervención quirúrgica que extirpa la parte cancerosa del colon. Al momento de realizar la intervención, se debe eliminar completamente el mesenterio. El mesenterio es el tejido graso que sostiene el colon y contiene vasos sanguíneos y ganglios linfáticos. Si el cáncer se ha extendido a estructuras cercanas, tendrán que extirparse en conjunto (en bloque) al momento de la intervención quirúrgica. A continuación, se suturan o grapan los dos extremos sanos del colon restante.

La colectomía se puede realizar de dos maneras. El método abierto extirpa el tejido tumoral a través de un corte grande en el abdomen. El método mínimamente invasivo, ya sea laparoscópico o robótico, implica hacer unos pocos cortes pequeños. Los instrumentos, entre otros, una videocámara, se introducen a través de los cortes para ver y extirpar parte del colon.

El tejido extirpado durante la intervención quirúrgica se envía a un anatomopatólogo. El anatomopatólogo determina cuánto se ha extendido el cáncer dentro de la pared del colon. También analiza los ganglios linfáticos extirpados para detectar cáncer. Estos resultados se utilizan para determinar el estadio del cáncer. El estadio ayuda a decidir si necesita quimioterapia después de la cirugía.

Colostomía

Si los dos extremos sanos del colon remanente no se pueden volver a unir de forma segura después de extirpado el cáncer, se puede realizar una colostomía. La colostomía conecta una parte del colon con una abertura que se hace en el abdomen (estoma) que permite que pasen las heces. Para la cirugía de cáncer de colon, la colostomía suele poder revertirse con otra operación. Esto depende de varios factores y puede requerir un largo tiempo de espera para permitir que sane el colon.

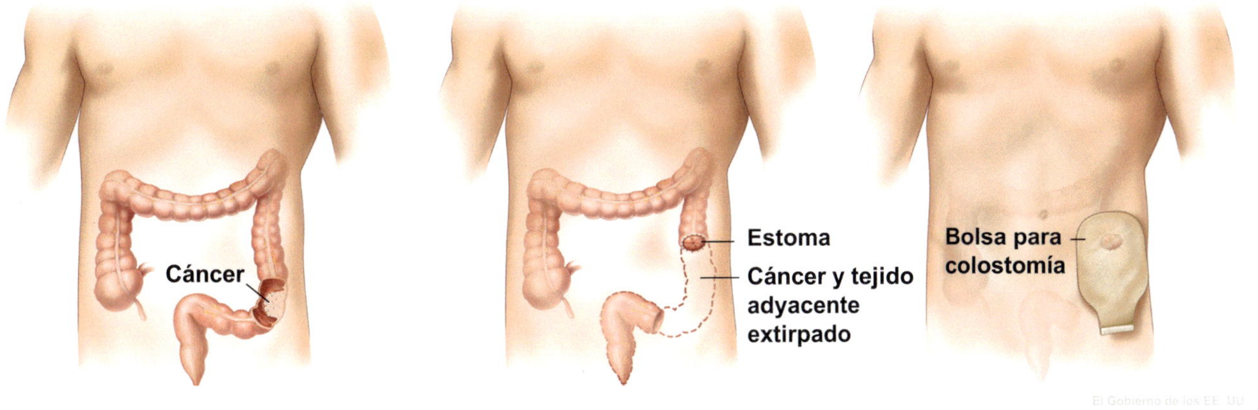

En el momento de la colectomía, algunas personas también pueden someterse a un procedimiento denominado colostomía. Esto se realiza en casos en los que puede no ser seguro volver a unir las secciones remanentes del colon. En la colostomía, la parte superior del colon remanente se une a una abertura en la superficie del abdomen. Esta abertura se llama estoma.

Las heces salen del cuerpo a través del estoma y entran en una bolsa adherida a la piel. Por lo general, esto solo es necesario durante un breve período. Para la cirugía de cáncer de colon, la colostomía suele poder revertirse con otra operación. La colostomía también se conoce como derivación porque desvía (redirige) el flujo de las heces.

Obstrucción intestinal

Los tumores que se forman en el intestino o alrededor de él pueden obstruir el paso de las heces y su expulsión del cuerpo. El intestino puede desobstruirse mediante alguna de las distintas técnicas quirúrgicas o con un tubo de malla metálica llamado *stent*.

Su equipo de atención médica le dará información sobre lo siguiente:

- Cómo prepararse para la cirugía.
- Qué esperar durante la cirugía y después de ella.
- La recuperación.
- Los posibles efectos secundarios a corto y a largo plazo de la colectomía, como los siguientes:
    - Fuga en el lugar donde se volvió a unir el colon (fuga anastomótica).
    - Cambios en los hábitos intestinales.
    - Obstrucción intestinal debido a tejido cicatricial.
    - Órganos que salen a través de tejidos o músculos debilitados por la cirugía (hernia).

Estadificación

El estadio describe la extensión del cáncer en el organismo. El sistema TNM (tumor, ganglio y metástasis, por sus siglas en inglés) del American Joint Committee on Cancer (AJCC) se usa para clasificar el cáncer de colon en estadios.

En el sistema del AJCC, se utiliza la siguiente información clave sobre el cáncer para asignarle un estadio:

- T: cuánto se ha extendido el tumor en la pared del colon o a través de ella.
- N: Si algún ganglio linfático tiene cáncer.
- M: Si el cáncer se ha extendido a zonas u órganos fuera del colon (metástasis).

Las puntuaciones de T, N y M se combinan para asignar uno de los siguientes estadios al cáncer: 0, I (1), II (2), III (3) o IV (4).

Estadio 0

Hay células anormales en la capa interna de la pared del colon. Estas células anormales pueden convertirse en cancerosas y extenderse a las capas más profundas de la pared del colon. El cáncer de colon en estadio 0 también se llama carcinoma localizado del colon.

Estadio 1

El cáncer se ha extendido hacia la segunda o la tercera capa de la pared del colon. No hay cáncer en los ganglios linfáticos cercanos ni fuera del colon.

Estadio 2

El cáncer se ha extendido hacia la cuarta capa de la pared del colon o más allá. No hay cáncer en los ganglios linfáticos cercanos ni fuera del colon.

Estadio 3

El cáncer se ha extendido desde el colon a los ganglios linfáticos cercanos o hay metástasis tumorales. Las metástasis tumorales son pequeños tumores de la grasa que rodea al colon.

Estadio 4

El cáncer se ha extendido fuera del colon y a los ganglios linfáticos cercanos. El cáncer de colon suele extenderse al hígado o a los pulmones.

Si no puede someterse a una cirugía en primer lugar

Si no puede someterse a una cirugía en primer lugar debido al lugar donde se encuentra el tumor o a otros motivos, primero se le administrará un tratamiento sistémico (quimioterapia o inmunoterapia). El tratamiento sistémico también se puede administrar primero para el cáncer avanzado o para el cáncer que se ha extendido a los ganglios linfáticos.

Si se planifica este enfoque, se recomienda la quimioterapia para los tumores con pMMR/MSS. La inmunoterapia con un inhibidor del punto de control inmunitario se recomienda para los tumores con dMMR/MSI-H. La inmunoterapia aumenta la actividad del sistema inmunitario, lo que mejora la capacidad del cuerpo para detectar y destruir las células cancerosas.

Los inhibidores del punto de control inmunitario que se utilizó antes de la colectomía en los tumores con dMMR/MSI-H se enumeran en la **Guía 2**.

En ocasiones, se indica radioterapia (sola o con quimioterapia) junto con tratamiento sistémico para el cáncer irresecable.

Para obtener más información sobre los efectos secundarios de los inhibidores del punto de control inmunitario, consulte *NCCN Guidelines for Patients: Efectos secundarios de la inmunoterapia: Inhibidores del punto de control inmunitario* en NCCN.org/patientguidelines y en la aplicación NCCN Patient Guides for Cancer.

Guía 2
Opciones de inmunoterapia antes de la colectomía para los tumores con dMMR/MSI-H

Nombre genérico	Nombre de la marca
Nivolumab con o sin ipilimumab	Opdivo, Yervoy
Pembrolizumab	Keytruda
Cemiplimab-rwlc	Libtayo
Dostarlimab-gxly	Jemperli
Retifanlimab-dlwr	Zynyz
Toripalimab-pzi	Loqtorzi
Tislelizumab-jsgr	Tevimbra

Quimioterapia después de la cirugía

Según el estadio del cáncer, es posible que reciba quimioterapia después de la cirugía para eliminar las células cancerosas que quedaron en el cuerpo. Esto se llama quimioterapia adyuvante. Después de la quimioterapia (en caso necesario), comienza la conducta expectante.

Estadio 1

No necesita quimioterapia. Se recomienda la observación.

Estadio 2

Se puede recomendar observación o tratamiento adyuvante para el cáncer en estadio 2. La decisión se basa en las características del cáncer, entre otras, el subestadio, el estado de la vía reparadora de emparejamiento y los factores de riesgo.

Estadio 3

El tratamiento sistémico se recomienda después de la colectomía para **todos** los tumores en estadio 3, independientemente del estado de la vía reparadora de emparejamiento.

El esquema terapéutico preferido para todos los tumores en estadio 3 son FOLFOX y CAPEOX. Para los tumores con **dMMR/MSI-H**, se puede indicar un medicamento de inmunoterapia llamado atezolizumab (Tecentriq) junto con la quimioterapia. Si usted reúne los requisitos para este enfoque, también es un esquema terapéutico preferido para los tumores en estadio 3. Se recomienda incorporar inmunoterapia, pero no es la opción preferida para los tumores en estadio 2C.

Otros esquemas terapéuticos recomendados para todos los tumores en estadio 3 incluyen capecitabina y 5-FU.La quimioterapia suele indicarse durante un período de tres a seis meses. La duración del tratamiento depende del esquema terapéutico y de si el cáncer tiene alto riesgo de recidiva.

Si se prevé administrar inmunoterapia, consulte *NCCN Guidelines for Patients sobre Efectos secundarios de la inmunoterapia:Inhibidores del punto de control inmunitario* en NCCN.org/patientguidelines y en la aplicación NCCN Patient Guides for Cancer.

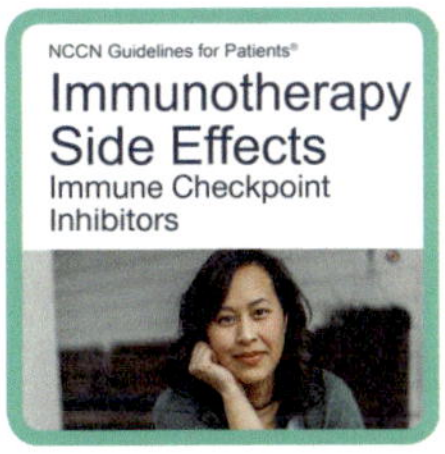

¿Mi cáncer tiene una mutación de PIK3CA?

En los cánceres con este biomarcador, la aspirina puede ser más eficaz para prevenir la recidiva que en los cánceres que no lo presentan.

Se recomienda tomar aspirina durante tres años después del tratamiento para **todos** los tumores con pMMR/MSS y mutación de *PIK3CA*.

Para los tumores con dMMR/MSI-H o mutación de *POLE* y de *PIK3CA,* se recomienda tomar aspirina durante tres años solo para los estadios 2 y 3.

Conducta expectante

Las pruebas de seguimiento comienzan cuando ya no hay signos de cáncer después de recibir tratamiento. Pueden ayudar a encontrar nuevos tumores de manera precoz.

Estadio 1

Se recomienda realizarse una colonoscopia un año después de la cirugía para los tumores en estadio 1. Si los resultados son normales, su próxima colonoscopia debe hacerse a los tres años y luego cada cinco años. Si se encuentra un adenoma preocupante o de alto riesgo, deberá hacerse una nueva colonoscopia al año.

Si no tienen ningún síntoma, no es necesario que se haga estudios de manera periódica. Su médico puede indicarle estudios de diagnóstico por imágenes si sospecha recidiva o extensión del tumor a otras zonas.

Estadios 2 y 3

Además de la colonoscopia, la conducta expectante para el cáncer de colon en estadios 2 y 3 incluye exploraciones físicas, análisis de antígeno carcinoembrionario (ACE) en sangre y TC. El cronograma recomendado se indica en la **Guía 3**.

Además de las pruebas que se realizan durante el período de conducta expectante, las personas que han padecido cáncer necesitan otros cuidados. Para obtener más información, consulte el *Capítulo 5: Supervivencia*.

Guía 3
Estadios 2 y 3. Conducta expectante después del tratamiento

• **Exploración física** • **Análisis de ACE en sangre**	**Primeros 2 años:** cada 3 a 6 meses. **Próximos 3 años:** cada 6 meses.
TC de tórax, abdomen y zona pélvica	Cada 6 a 12 meses durante 5 años.
Colonoscopia	**Si no se le realizó una colonoscopia completa al momento del diagnóstico:** se recomienda realizar una colonoscopia entre 3 y 6 meses después de la cirugía. **Si se le realizó una colonoscopia completa al momento del diagnóstico:** se recomienda realizarse una colonoscopia un año después de la cirugía. Si no se encuentran adenomas avanzados, se debe repetir a los 3 años. Luego, cada 5 años.

Puntos clave

- No se necesita ningún otro tratamiento para el pólipo pediculado maligno que ha sido extirpado completamente y tiene bajo riesgo.
- Los pólipos sésiles malignos son más propensos a reaparecer después de la polipectomía que los pediculados. Las opciones para los pólipos sésiles son la cirugía y la observación.
- La colectomía es necesaria para el cáncer que no se detecta de manera precoz para ser extirpado mediante polipectomía. Si el cáncer es avanzado o se ha extendido a los ganglios linfáticos, se puede indicar quimioterapia o inmunoterapia antes de la cirugía.
- Si no es posible realizar una intervención quirúrgica, se recomienda el tratamiento sistémico.
- Se recomienda la observación después de la cirugía para los tumores en estadio 1. No necesita quimioterapia.
- La quimioterapia se recomienda después de la intervención quirúrgica para los tumores en estadio 2 con vía reparadora de emparejamiento inalterada (pMMR)/ estabilidad microsatelital (MSS) y alto riesgo de recidiva.
- Luego de la cirugía, se recomienda quimioterapia para todos los tumores en estadio 3.
- Se recomienda mantener la conducta expectante para detectar si hay recidiva durante cinco años después del tratamiento. Según el estadio, los estudios pueden incluir colonoscopias, exploraciones físicas, análisis de antígeno carcinoembrionario (ACE) en sangre y tomografías computarizadas (TC).

Preguntas para hacer

- ¿Reúno los requisitos para someterme a una cirugía (colectomía)?
- ¿Necesitaré quimioterapia o inmunoterapia después de la cirugía? ¿Durante cuánto tiempo? ¿Cuál es el beneficio?
- ¿Qué me va a hacer el tratamiento? ¿Se me va a caer el cabello?
- ¿Qué probabilidades hay de que vuelva el cáncer después del tratamiento con cirugía?

Comparta su opinión con nosotros.

Complete nuestra encuesta y contribuya para que NCCN Guidelines for Patients sea mejor para todos.

NCCN.org/patients/comments

4
Tratamiento para el cáncer metastásico

El cáncer de colon suele extenderse al hígado, a veces a los pulmones, y con menos frecuencia al abdomen o a otras zonas. El cáncer que ya ha formado metástasis al momento del diagnóstico es de estadio 4.

Análisis de biomarcadores

Los biomarcadores son características de un cáncer que pueden abordarse. Suelen ser mutaciones (cambios) en determinados genes. Siempre que sea posible, estos análisis deben realizarse en un trozo del tejido tumoral extirpado durante una biopsia o cirugía. Si esto no es posible, se puede analizar una muestra de sangre.

Todos los tipos de cáncer de colon deben someterse a los siguientes análisis de biomarcadores:

- Alteración de la vía reparadora de emparejamiento/inestabilidad microsatelital alta (dMMR/MSI-H) (si no se realizó antes).
- Mutaciones (*KRAS* y *NRAS*) del gen *RAS*.
- Mutaciones del gen *BRAF*.
- Amplificación de HER2.

El análisis de muchos biomarcadores a la vez se denomina secuenciación de nueva generación (NGS). La NGS puede encontrar otros biomarcadores poco frecuentes para los que pueden existir tratamientos específicos como mutaciones de *POLE/POLD1*, fusiones de *RET* y fusiones de *NTRK*.

Terapias locales

Sus opciones de tratamiento pueden incluir terapias locales. Estos son tratamientos que se dirigen directamente al hígado y a los pulmones.

Algunas son técnicas de oncología/radiología intervencionista, también conocidas como tratamientos guiados por imágenes. Estas técnicas usan estudios de diagnóstico por imágenes, como la ecografía o la tomografía computarizada (TC), para administrar tratamientos mínimamente invasivos contra el cáncer. El uso de imágenes durante el procedimiento le permite a su médico dirigirse con precisión al tumor.

Un equipo de expertos puede determinar la mejor terapia local para su tumor metastásico. Para saber si recomendarle la cirugía o el tratamiento con otras terapias locales, un equipo multidisciplinario de expertos debe evaluar su caso. El equipo debe incluir un cirujano especializado en extirpar tumores de hígado y pulmón y un oncólogo/radiólogo intervencionista.

Resección

La cirugía para extirpar los tumores de hígado o pulmón se llama resección. Si no se prevé que la cirugía extirpe completamente los tumores, la ablación térmica guiada por imágenes (que se describe a continuación) puede combinarse con la cirugía. Y si los tumores son pequeños y se pueden destruir por completo, se puede utilizar la ablación en lugar de la cirugía.

Si es necesaria una resección hepática, es posible que primero haya que agrandar el hígado. Esto se realiza mediante un procedimiento mínimamente invasivo llamado embolización de la vena porta. Un radiólogo intervencionista introduce un catéter en determinadas venas del hígado. Esto obstruye el vaso sanguíneo que llega al tumor hepático y hace que crezca la parte sana del hígado.

Ablación

La ablación térmica guiada por imágenes es el uso de energía para destruir pequeños tumores del hígado o del pulmón. Una aguja especial, llamada sonda, se coloca dentro del tumor o junto a este. La sonda administra energía al tumor mientras minimiza el daño al tejido normal que lo rodea.

La ablación por radiofrecuencia y la ablación por microondas son métodos muy utilizados para eliminar las células cancerosas con calor. En ocasiones, se utiliza energía fría (crioablación), principalmente para los tumores de pulmón. Con menor frecuencia, su médico puede recomendarle ablación con impulsos eléctricos (electroporación irreversible) o luz láser (ablación láser).

La ablación puede usarse junto con la cirugía o sola para los tumores pequeños que se pueden extirpar por completo. Solo se utilizará si todas las zonas con cáncer visibles pueden destruirse. La ablación puede hacerla un radiólogo intervencionista o un cirujano. En ocasiones, puede hacerse en una única sesión en el departamento de radiología intervencionista.

Terapias dirigidas al hígado

Embolización

Si el cáncer se ha extendido solo (o principalmente) al hígado, los tratamientos intraarteriales dirigidos al hígado pueden ser una opción. Pueden considerarse para tumores de hígado que:

- no mejoraron (o dejaron de mejorar) con la quimioterapia, y
- no se pueden resecar ni extirpar con ablación.

Las terapias intraarteriales tratan los tumores de hígado con esferas con quimioterapia (quimioembolización) o esferas radioactivas (radioembolización).

Si se utilizan esferas radioactivas, se llama radioterapia interna selectiva (SIRT, por sus siglas en inglés) o radioembolización hepática transarterial (TARE, por sus siglas en inglés). A estos procedimientos los realizan oncólogos o radiólogos intervencionistas.

Se introduce un catéter en una arteria de la pierna o de la muñeca y se lo guía hasta los tumores del hígado. Una vez en su lugar, se inyectan las esferas en el vaso sanguíneo que llega al tumor. Allí se acumulan y administran radiación o quimioterapia, lo que produce la muerte de las células cancerosas.

Las esferas de quimioterapia también pueden privar de alimento al tumor al interrumpir su suministro de sangre. La quimioterapia o la radiación también pueden dañar las células cancerosas y hacer que se reduzca el tumor. Cuando no se puede utilizar la embolización con quimioterapia, pueden usarse microesferas para obstruir físicamente el suministro de sangre al tumor. Esto se llama embolización simple.

QIAH

La quimioterapia mediante infusión arterial hepática (QIAH) es la que se administra directamente al hígado. A menudo se indica además de la quimioterapia intravenosa estándar. Mediante una vía de acceso o una bomba que suele colocarse durante la cirugía para extirpar los tumores hepáticos, los medicamentos se introducen directamente en la arteria que llega al hígado.

A la QIAH solo deben realizarla oncólogos en centros de tratamiento con experiencia en este método.

Radioterapia corporal estereotáctica

La radioterapia corporal estereotáctica (RTCE) es un tipo muy especializado de radioterapia de haz externo (RTHE). Puede utilizarse para tratar el cáncer de colon que se ha extendido al hígado, los pulmones o los huesos.

En la RTCE, se administran altas dosis de radiación al tumor o tumores metastásicos mediante haces muy precisos. La radiación se genera en un equipo de gran tamaño que se encuentra fuera del cuerpo. La radiación atraviesa la piel y otros tejidos para llegar a los tumores. El tratamiento con RTCE suele completarse en 5 sesiones como máximo, llamadas fracciones.

"Soy sobreviviente de cáncer de colon en estadio III. Recomendaría vivir un día a la vez, una hora a la vez si es necesario. Pida una segunda opinión para sentirse seguro sobre su plan de tratamiento. Por último, conéctese con otras personas que hayan pasado por lo mismo que usted. El apoyo entre pares (ya sean pacientes o cuidadores) mientras atraviesa su proceso con el cáncer es invaluable".

RTCE para los tumores metastásicos

Puede utilizarse un tipo de radioterapia llamada RTCE para tratar el cáncer de colon que se ha extendido al hígado, los pulmones o los huesos. El tratamiento normalmente lleva 5 sesiones o menos.

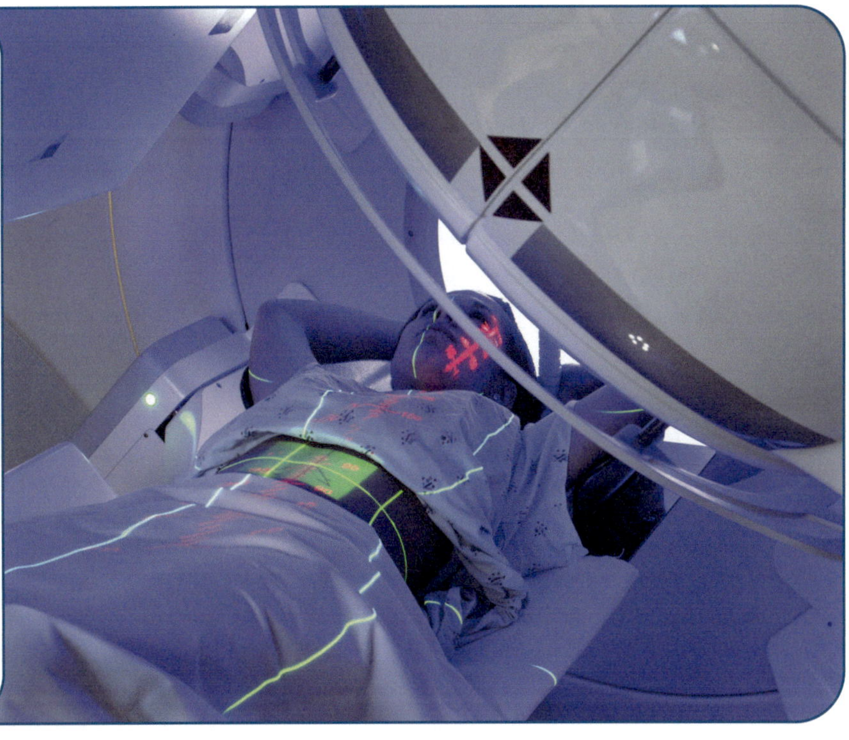

Cáncer en estadio 4 en el hígado o los pulmones

Cuando sea posible, la cirugía y el tratamiento sistémico conforman la estrategia de tratamiento recomendada para estos tipos de cáncer. La elección del tratamiento sistémico (quimioterapia o inmunoterapia) depende del estado de la vía reparadora de emparejamiento (MMR) del cáncer.

La cirugía incluye colectomía para extirpar el tumor del colon. Los tumores de hígado o pulmón se resecan cuando se realiza la colectomía, o después como cirugía independiente. Si los tumores metastásicos son pequeños, extirparlos o destruirlos con terapias locales, solos o con cirugía, puede ser una opción.

Cáncer con pMMR/MSS

Su médico puede recomendarle dos o tres meses de quimioterapia antes o después de las cirugías o entre ellas. Esto se suma a la quimioterapia que se recomienda para todas las personas después de la cirugía, llamada quimioterapia adyuvante.

El objetivo de la quimioterapia adyuvante es eliminar las células cancerosas que pueden permanecer en el cuerpo. Los medicamentos preferidos son FOLFOX o CAPEOX. La capecitabina y el 5-FU/la leucovorina también son opciones en caso necesario. Después de la quimioterapia, comienza la conducta expectante.

Si **no se pueden eliminar todas las áreas de cáncer con cirugía o terapias locales**, el cáncer de colon en estadio 4 se trata con tratamiento sistémico. El tratamiento sistémico que se recibe en primer lugar se llama tratamiento de primera línea.

Los esquemas terapéuticos de primera línea recomendados se mencionan a continuación. El tratamiento dirigido con bevacizumab (Avastin) puede combinarse con cualquiera de los siguientes esquemas:

- FOLFIRI
- FOLFOX
- CAPEOX
- FOLFIRINOX

Para algunos tumores del lado izquierdo del colon, hay otra opción de tratamiento de primera línea.

Esta opción incluye quimioterapia (con FOLFIRI o FOLFOX) junto con un tipo de medicamento llamado bloqueante de EGFR. Los bloqueantes de EGFR incluyen panitumumab (Vectibix) y cetuximab (Erbitux). Este enfoque solo se recomienda para los tumores sin mutaciones de *KRAS* o *NRAS*. Puede considerarse para algunas mutaciones del gen *BRAF*, pero no la V600E de *BRAF*. Los bloqueantes de EGFR no son eficaces contra los tumores con esta mutación específica salvo que se incluya también un medicamento que bloquee el *BRAF*.

Aunque poco frecuente, el tratamiento sistémico puede reducir los tumores lo suficiente como para poder extirparlo con cirugía o terapias locales. Después de la cirugía, la mayoría de las personas recibirán tratamiento sistémico. En algunos casos, la observación o un ciclo breve de quimioterapia pueden ser posibles.

Si los tumores no pueden resecarse durante el tratamiento de primera línea, normalmente se continúa con tratamiento sistémico. El objetivo es disminuir el crecimiento y la extensión del cáncer.

Si el cáncer avanza, su médico puede sugerir un cambio de esquema terapéutico. La elección dependerá de los esquemas que ya haya recibido y de su estado de salud general. Otro factor importante es si el tumor tiene algunos biomarcadores sobre los que se puede actuar. Los esquemas terapéuticos se mencionan en la **Guía 4**.

Si el cáncer avanza a pesar de recibir todos los esquemas disponibles, estas son algunas opciones recomendadas, si cumple todas las condiciones:

- Tratamiento dirigido con fruquintinib (Fruzaqla).
- Quimioterapia con trifluridina y tipiracilo (Lonsurf).
- Tratamiento dirigido con regorafenib (Stivarga).

Estos tratamientos dirigidos son comprimidos que se pueden tomar por vía oral. El tratamiento dirigido con bevacizumab puede administrarse con trifluridina y tipiracilo.

Guía 4
Tratamientos basados en biomarcadores para el cáncer con pMMR/MSS

Biomarcador	Opciones de tratamientos dirigidos
Mutación V600E de *BRAF*	• Encorafenib + (cetuximab o panitumumab) • Encorafenib + (cetuximab o panitumumab) + FOLFOX
Amplificación de HER2 con genes *RAS* y *BRAF* normales	Trastuzumab (Herceptin) + pertuzumab, lapatinib o tucatinib
Amplificación del gen *HER2*	Fam-trastuzumab deruxtecan-nxki (Enhertu)
Mutación G12C del gen *KRAS*	• Sotorasib (Lumakras) + cetuximab o panitumumab • Adagrasib (Krasati) + cetuximab o panitumumab
Fusión del gen *NTRK*	• Entrectinib (Rozlytrek) • Larotrectinib (Vitrakvi) • Repotrectinib (Augtyro)
Fusión del gen *RET*	Selpercatinib (Retevmo)

Cáncer con dMMR/MSI-H o con mutaciones de POLE/POLD1

El enfoque terapéutico preferido para los tumores resecables con dMMR/MSI-H o mutaciones de *POLE/POLD1* en estadio 4 es la inmunoterapia seguida de cirugía. La inmunoterapia solo se recomienda si no ha recibido tratamiento con un inhibidor de punto de control inmunitario.

Las opciones de inmunoterapia recomendadas se muestran en la **Guía 5**.

Otro enfoque de tratamiento recomendado para estos tipos de cáncer es la cirugía seguida por quimioterapia. Los medicamentos preferidos son FOLFOX o CAPEOX. La capecitabina y el 5-FU/ la leucovorina también son opciones en caso necesario.

Si **no se pueden** eliminar todas las áreas de cáncer con cirugía o terapias locales, el cáncer de colon en estadio 4 se trata con un tratamiento sistémico. Si reúne los requisitos y no ha recibido inmunoterapia, se recomienda tratamiento con un inhibidor del punto de control inmunitario. Su médico comprobará la extensión del cáncer cada dos o tres meses. La cirugía podría ser una opción viable. O puede continuar con inmunoterapia o cambiar a un tratamiento sistémico diferente.

Guía 5
Opciones de inmunoterapia antes de la cirugía para los tumores con dMMR/MSI-H

Nombre genérico	Nombre de la marca
Nivolumab con o sin ipilimumab	Opdivo, Yervoy
Pembrolizumab	Keytruda
Cemiplimab-rwlc	Libtayo
Dostarlimab-gxly	Jemperli
Retifanlimab-dlwr	Zynyz
Toripalimab-pzi	Loqtorzi
Tislelizumab-jsgr	Tevimbra

Cáncer en estadio 4 en el abdomen

Algunas personas con cáncer de colon metastásico también forman tumores en la capa de tejido que recubre el abdomen, llamada peritoneo. El peritoneo recubre la mayoría de los órganos abdominales.

En la mayor parte de los casos, se indica tratamiento sistémico con el objetivo de aliviar o prevenir los síntomas. El esquema terapéutico que reciba dependerá de si el tumor tiene algún biomarcador y de su capacidad para tolerar determinados tratamientos sistémicos.

Los tumores que se forman en el intestino o alrededor de él pueden obstruir el paso de las heces y su expulsión del cuerpo. En este caso, es necesario desobstruir el intestino antes de comenzar el tratamiento sistémico. Si es posible, se hace mediante alguna de las distintas técnicas quirúrgicas o con un tubo de malla metálica llamado stent.

Tratamiento complementario

El tratamiento complementario ayuda a mejorar su calidad de vida durante el tratamiento del cáncer y después de este. El objetivo es prevenir o controlar los efectos secundarios y los síntomas, como el dolor y la fatiga relacionados con el cáncer. También aborda los problemas mentales, sociales y espirituales a los que se enfrentan las personas con cáncer.

El tratamiento complementario está disponible para todas las personas con cáncer y sus familias, no solo para las que se encuentran al final de la vida. También puede ayudar con lo siguiente:

- Toma de decisiones sobre el tratamiento.
- Coordinación de la atención médica.
- Pago de la atención médica.
- Planificación anticipada de la atención y relacionada con el final de la vida.
- Control de los síntomas.

Los especialistas en cuidados paliativos forman parte de los tratamientos complementarios. Ayudan a garantizar que siempre se considere la calidad de vida, independientemente de en qué fase del tratamiento se encuentre o de si ya lo ha completado.

Cuidados paliativos no es lo mismo que cuidados terminales. Los cuidados paliativos procuran garantizar que usted esté lo más cómodo posible mientras continúa tratando el cáncer con intención de curarlo.

Conducta expectante

La conducta expectante después del tratamiento para el cáncer de colon en estadio 4 incluye lo siguiente:

- Colonoscopias.
- Exploraciones físicas.
- Análisis de antígeno carcinoembrionario (ACE) en sangre.
- Tomografía computarizada (TC).

El cronograma recomendado de las pruebas durante el período de conducta expectante se indica en la **Guía 6**.

Además de las pruebas que se realizan durante el período de conducta expectante, las personas que han padecido cáncer necesitan otros cuidados. Para obtener más información, consulte el *Capítulo 5: Supervivencia*.

“

Como pareja de un marido con cáncer en estadio IV, diría que debe abogar por el paciente. Sin embargo, respete sus sentimientos y asegúrese de comunicarle su investigación o sus dudas. Siempre reviso mi lista de preguntas y dudas con mi marido de camino a nuestras consultas en caso de que haya algo en mi lista que él no quiera preguntar o responder”.

Guía 6
Conducta expectante después del tratamiento para el cáncer de colon en estadio 4

Exploración física y análisis de ACE en sangre	**Primeros 2 años:** cada 3 a 6 meses. **Próximos 3 años:** cada 6 meses.
TC de tórax, abdomen y zona pélvica	Cada 6 a 12 meses durante 5 años.
Colonoscopia	**Si no se le realizó una colonoscopia completa al momento del diagnóstico:** se recomienda realizar una colonoscopia entre 3 y 6 meses después de la cirugía. **Si se le realizó una colonoscopia total al momento del diagnóstico:** se recomienda realizarse una colonoscopia un año después de la cirugía. Si no se encuentran adenomas avanzados, se debe repetir a los 3 años. Luego, cada 5 años.

Recidiva a distancia

Después del tratamiento para el cáncer de colon no metastásico, el cáncer puede reaparecer y extenderse al hígado, los pulmones u otras zonas. Esto se llama recidiva a distancia. Se recomienda tratamiento con cirugía y terapias locales si se pueden extirpar completamente todos los tumores. Sin embargo, esto no es muy frecuente, y la mayoría de las recidivas a distancia se tratan con tratamiento sistémico.

El tratamiento sistémico puede reducir los tumores lo suficiente como para poder extirparlos con cirugía. Si su médico cree que esto podría ser posible, le harán estudios de diagnóstico por imágenes cada dos meses para comprobar el tamaño de los tumores. Si el cáncer no puede resecarse, normalmente se continúa con tratamiento sistémico. El objetivo es disminuir el crecimiento y la extensión del cáncer.

A continuación, se ofrecen recomendaciones según el estado de alteración de la vía reparadora de emparejamiento del cáncer y la posibilidad de resección.

Cáncer irresecable con pMMR/MSS

Si ha recibido tratamiento reciente con FOLFOX o CAPEOX, no debería recibir más quimioterapia que incluya oxaliplatino. El oxaliplatino puede causar graves daños en los nervios.

Sus opciones de tratamiento sistémico dependerán, en parte, de si el cáncer tiene algunos biomarcadores. Se dispone de tratamientos dirigidos a los biomarcadores que se mencionan a continuación:

- Amplificación de HER2.
- Mutación G12C del gen *KRAS.*
- Mutaciones del gen *BRAF*.
- Fusión del gen *NTRK.*
- Fusión del gen *RET.*

Para los tumores sin biomarcadores, quimioterapia con FOLFIRI o irinotecán es una opción de primera línea recomendada. Puede indicarse un biofármaco con la quimioterapia. Entre los biofármacos se incluyen bevacizumab, ziv-aflibercept, ramucirumab, cetuximab y panitumumab.

Cáncer resecable con pMMR/MSS

Si **ha recibido** quimioterapia, una opción recomendada es la resección (o tratamiento con terapias locales) en primer lugar, seguida por quimioterapia u observación. Se prefiere la observación para las personas que ya han recibido tratamiento con oxaliplatino.

Una segunda opción es quimioterapia durante dos o tres meses en primer lugar, seguida de resección (o tratamiento con terapias locales). Es posible que se indiquen más sesiones de quimioterapia.

Si **no** ha recibido quimioterapia, primero se realiza una resección (o tratamiento con terapias locales) seguida por quimioterapia. Los medicamentos preferidos para la quimioterapia son FOLFOX o CAPEOX. La capecitabina y el 5-FU/la leucovorina también son opciones en caso necesario.

Una segunda opción para quienes no han recibido ninguna quimioterapia es quimioterapia durante dos o tres meses en primer lugar, seguida de resección o tratamiento con terapias locales. Es posible que se indiquen más sesiones de quimioterapia.

Cáncer irresecable con dMMR/MSI-H o con mutaciones de POLE/POLD1

Si no ha recibido inmunoterapia y reúne los requisitos, se recomienda tratamiento con un inhibidor del punto de control inmunitario. Su médico comprobará la extensión del cáncer cada dos o tres meses.

Si la inmunoterapia resulta eficaz, la cirugía podría ser una opción viable. Si el esquema terapéutico no es eficaz, una opción es cambiar a inmunoterapia con nivolumab e ipilimumab. Otra alternativa es cambiar a otro tipo de tratamiento sistémico. Puede ser una quimioterapia con oxaliplatino como FOLFOX o CAPEOX. O, si el cáncer tiene algún otro biomarcador, el tratamiento dirigido puede ser una opción.

Cáncer resecable con dMMR/MSI-H o con mutaciones de POLE/POLD1

Existen dos opciones para tratar el cáncer resecable con dMMR/MSI-H y recidivas a distancia. Las terapias locales pueden usarse junto con la resección o solas para los tumores muy pequeños. Si no ha recibido inmunoterapia, estas pueden ser las opciones recomendadas:

- Inmunoterapia, seguida de observación o resección.
- Resección seguida de quimioterapia.

Si **ha recibido** inmunoterapia con inhibidor del punto de control inmunitario, una opción recomendada es la resección en primer lugar, seguida por quimioterapia u observación. Se recomienda la observación para las personas que ya han recibido tratamiento con oxaliplatino.

Una segunda opción es quimioterapia durante dos o tres meses en primer lugar, seguida de resección. Es posible que se indiquen más sesiones de quimioterapia.

Puntos clave

- Si aún no se ha hecho, todos los tipos de cáncer metastásicos deben someterse a análisis de biomarcadores (características), entre otros, dMMR/MSI-H, mutaciones de los genes *RAS* y *BRAF* y amplificación del gen HER2.
- La secuenciación de nueva generación (NGS) puede encontrar otros biomarcadores poco frecuentes para los que pueden existir tratamientos específicos, entre otros, mutaciones de *POLE/POLD1,* fusiones de *RET* y fusiones de *NTRK.*
- Las opciones de tratamiento pueden incluir ablación térmica y radioterapia corporal estereotáctica (RTCE). Estas terapias locales pueden utilizarse solas o junto con cirugía, pero solo si se pueden extirpar todas las zonas con cáncer. Para saber si recomendarle la cirugía o el tratamiento con otras terapias locales, un equipo multidisciplinario de expertos debe analizar su caso.
- Cuando sea posible, se recomienda cirugía y tratamiento sistémico para el cáncer de colon en estadio 4. La elección de quimioterapia o inmunoterapia depende del estado de la vía reparadora de emparejamiento (MMR) del cáncer.
- El cáncer en estadio 4 que no se puede extirpar con cirugía o terapias locales se trata con tratamiento sistémico.
- Para el cáncer de colon que se ha extendido al peritoneo, suele administrarse tratamiento sistémico. El objetivo es aliviar o prevenir los síntomas.
- Cuando el cáncer de colon en estadio 1, 2 o 3 reaparece o se extiende a zonas alejadas del colon, se llama recidiva a distancia. La mayoría de las recidivas a distancia se tratan con tratamiento sistémico.

Preguntas para hacer

- ¿Cumplo los requisitos para participar en un ensayo clínico? ¿Conoce alguno del que pueda participar?
- ¿Reúno los requisitos para someterme a una cirugía? Si no lo hago, ¿es posible que logre reunir los requisitos?
- ¿Mi cáncer tiene algún biomarcador? ¿Cómo afecta esto a mis opciones?
- ¿Un oncólogo o radiólogo intervencionista analizó mi caso junto con un equipo multidisciplinario para ver si reúno los requisitos para terapias locales?
- ¿Qué esquema de tratamiento sistémico me recomienda? ¿Por qué?

5
Supervivencia

La supervivencia comienza desde el día en que se enteró que tenía cáncer de colon. Se enfoca en las cuestiones físicas, emocionales y financieras particulares de las personas que han padecido cáncer.

Una vez finalizado el tratamiento contra el cáncer, su profesional de atención primaria y su oncólogo trabajarán juntos para ofrecerle la atención de seguimiento recomendada. La comunicación fluida entre sus médicos es una parte importante de la supervivencia.

Pida a su oncólogo un plan por escrito de cuidados de supervivencia. Lo ideal es que el plan incluya lo siguiente:

- Un resumen de sus antecedentes de tratamiento del cáncer.
- Una descripción de los posibles efectos secundarios a corto, mediano y largo plazo.
- Un cronograma de pruebas de seguimiento del cáncer.
- Funciones y responsabilidades claras para sus profesionales de atención médica.
- Recomendaciones de salud general y bienestar.

Ayuda para tratar los efectos secundarios

Los sobrevivientes de cáncer de colon pueden sufrir efectos a corto y largo plazo sobre la salud a causa del cáncer y su tratamiento. Los efectos dependen en parte de los tratamientos específicos que recibió.

Puede conocer mucho sobre cómo controlar los efectos secundarios de otros sobrevivientes. Considere la posibilidad de unirse a un grupo de sobrevivientes del cáncer de colon o a una organización de defensa de pacientes con cáncer colorrectal.

Diarrea o incontinencia

La cirugía de colon puede afectar sus hábitos intestinales. Es posible que tenga más deposiciones de lo habitual y que sienta una necesidad imperiosa evacuar los intestinos.

Tener evacuaciones intestinales frecuentes y acuosas se llama diarrea. La incontinencia es la incapacidad para controlar el flujo de orina (incontinencia urinaria) o las deposiciones (incontinencia fecal). Los siguientes consejos pueden ayudar con estos efectos secundarios:

- Suplementos de fibra.
- Cambios en la alimentación.
- Medicamentos antidiarreicos.
- Fortalecimiento del suelo pélvico.
- Ropa interior protectora.

Un nutricionista especializado en cáncer puede ayudarlo a hacer cambios en su alimentación después de la cirugía de colon.

Daño en los nervios

La quimioterapia puede dañar los nervios sensoriales. Esto se conoce como neuropatía. El daño puede causar dolor, entumecimiento, hormigueo, hinchazón o debilidad muscular en diferentes partes del cuerpo. A menudo comienza en las manos o los pies y empeora con el tiempo.

Hábitos saludables para los sobrevivientes del cáncer

Siga las recomendaciones de su profesional de atención primaria para la detección de otros tipos de cáncer de acuerdo con su edad y su nivel de riesgo.

Obtenga la atención médica recomendada como el control de la presión sanguínea, pruebas de detección de hepatitis C y vacunas (como la de la gripe).

Siga una dieta rica en alimentos de origen vegetal. Limite el consumo de carnes rojas y alimentos procesados. Pídale a su médico que lo derive a un nutricionista especializado en cáncer.

El alcohol puede aumentar el riesgo de padecer algunos tipos de cáncer. Beba poco o nada de alcohol.

Muévase más; sea menos sedentario. Trate de hacer ejercicio de intensidad moderada durante al menos 150 minutos por semana.

Mantenga un peso saludable. Hacer un seguimiento de su peso, alimentación, calorías y niveles de actividad podrían ayudarlo a cumplir sus objetivos.

Deje de consumir tabaco. Pregunte al equipo de atención médica sobre opciones para ayudarlo a dejar de fumar. La terapia psicológica y los medicamentos suelen ser algunas opciones disponibles.

La acupuntura y el calor pueden aliviar los síntomas de la neuropatía. Si tiene daño nervioso con dolor, un medicamento llamado duloxetina (Cymbalta) puede ayudarlo. El dolor neuropático suele describirse como un dolor punzante o quemante.

Pregúntele a su equipo de atención médica sobre sus opciones para prevenir o tratar la neuropatía.

Cuidado de la ostomía

Si le realizaron una ostomía, le recomendamos unirse a un grupo de apoyo para pacientes con ostomías. Otra opción es consultar con un profesional de atención médica especializado en el cuidado de ostomías, como un enfermero experto en ostomías. Las personas con ostomías pueden seguir llevando un estilo de vida activo. Pero hable con un profesional especializado antes de realizar cualquier actividad física intensa.

Hábitos saludables

Es importante no descuidar otros aspectos de su salud después del tratamiento del cáncer. Además de las recomendaciones indicadas en la página anterior, pregunte a su médico acerca de lo siguiente.

Alimentación con bajo índice glucémico

Una alimentación de este tipo puede ayudarlo a prevenir la reaparición del cáncer de colon. Los alimentos con bajo índice glucémico provocan un aumento más lento y menor de los niveles de azúcar en sangre en comparación con otros alimentos que contienen carbohidratos.

Aspirina

Hable con su médico sobre los posibles riesgos y beneficios del tratamiento a largo plazo con aspirina para prevenir la reaparición de los tumores colorrectales.

Los expertos recomiendan seguir una dieta saludable que incluya muchos alimentos de origen vegetal como verduras, frutas y cereales integrales.

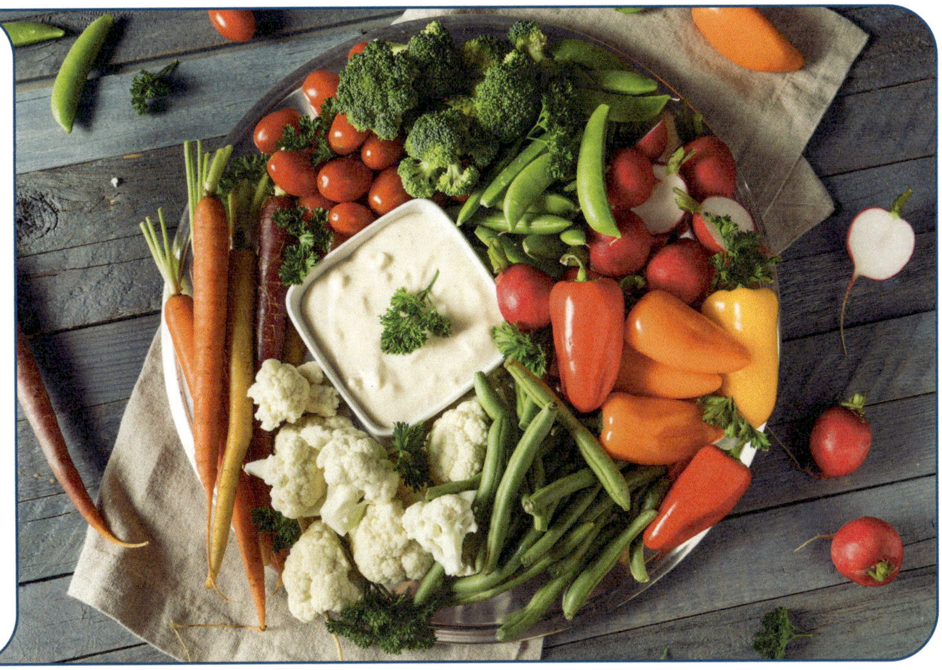

Pago de la atención médica

Los sobrevivientes de cáncer se enfrentan a una carga financiera extraordinaria. Pagar las consultas médicas, las pruebas y los tratamientos puede llegar a ser excesivamente oneroso, sobre todo para quienes tienen un seguro médico limitado o carecen de él. También puede tener otros gastos no relacionados directamente con el tratamiento, como los gastos de viaje y el costo del cuidado de los niños.

El término efectos secundarios financieros se utiliza para describir los problemas a los que se enfrentan los pacientes en relación con el costo de la atención médica. Los efectos secundarios financieros pueden afectar a su calidad de vida y al acceso a la atención médica necesaria.

Si necesita ayuda para pagar los cuidados oncológicos, es posible que disponga de asistencia financiera. Hable con un orientador de pacientes, con el trabajador social de su equipo de atención médica y con el departamento de servicios financieros de su hospital.

Más información

Para obtener más información sobre la supervivencia al cáncer, consulte en NCCN.org/patientguidelines y en la aplicación NCCN Patient Guides for Cancer:

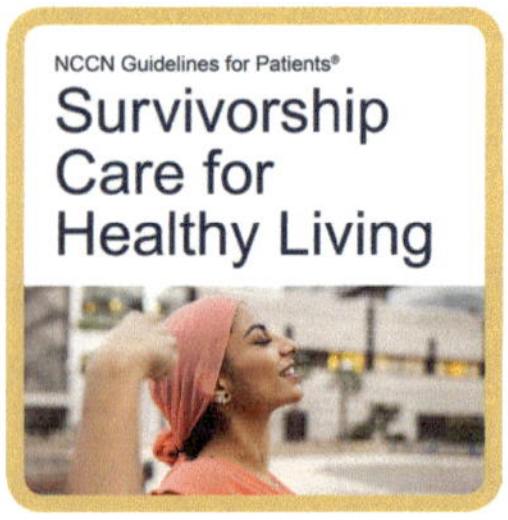

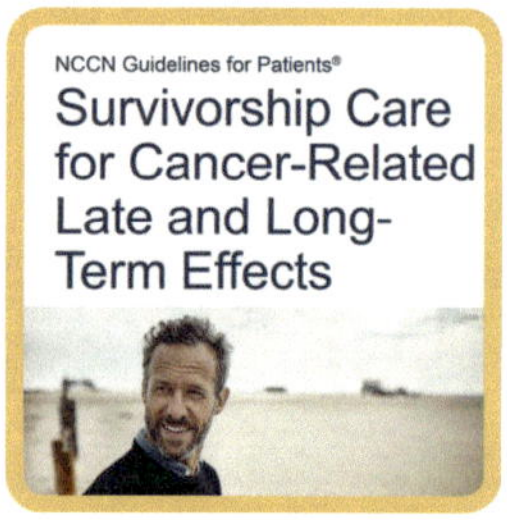

- *Atención a los sobrevivientes para una vida saludable*
- *Atención a los sobrevivientes para los efectos tardíos y a largo plazo relacionados con el cáncer*

Puntos clave

- La supervivencia se enfoca en las cuestiones físicas, emocionales y financieras particulares de las personas que han padecido cáncer.
- Lo ideal es que su profesional de atención primaria y su oncólogo trabajen juntos para ofrecerle la atención de seguimiento recomendada. Los orientadores de enfermería también pueden ser recursos útiles.
- El plan de atención de supervivencia es útil al traspasar su cuidado al médico de cabecera.
- Los hábitos saludables, entre otros, hacer ejercicio y comer correctamente, son importantes para poder prevenir otras enfermedades y tumores secundarios.

6
Otros recursos

¿Desea más información? Aquí le explicamos cómo obtener ayuda adicional.

Qué más hay que saber

Este libro puede ayudarlo a mejorar su atención oncológica. En él, se explican con claridad las recomendaciones de los expertos y se sugieren preguntas que puede hacerle a su equipo de atención médica. Pero no es el único recurso que tiene.

Puede recibir tanta información y ayuda como necesite. A muchas personas les interesa saber más sobre los siguientes temas:

- Conocer los detalles de su salud y tratamiento.
- Formar parte de un equipo de atención médica.
- Obtener ayuda económica.
- Encontrar un profesional de atención médica que sea experto en su campo.
- Saber cómo afrontar los problemas de salud.

Qué más hacer

Su centro de salud puede ayudar con los próximos pasos. Suelen disponer de recursos in situ para ayudar a satisfacer sus necesidades y encontrar respuestas a sus preguntas. Los centros de salud también pueden informarle de los recursos existentes en su comunidad.

Además de la ayuda de sus profesionales de atención médica, los recursos enumerados en la siguiente sección proporcionan apoyo a muchas personas como usted. Consulte la lista y visite los sitios web que se indican para obtener más información sobre estas organizaciones.

Dónde obtener ayuda

Anal Cancer Foundation

analcancerfoundation.org

Bone Marrow and Cancer Foundation

bonemarrow.org

CancerCare

Cancercare.org

Cancer Hope Network

cancerhopenetwork.org

Cancer Survivor Care

Cancersurvivorcare.org

Colorectal Cancer Alliance

ccalliance.org

Fight Colorectal Cancer

fightcolorectalcancer.org

FORCE: Facing Our Risk of Cancer Empowered

facingourrisk.org

Global Colon Cancer Association

globalcca.org

GRACE

Cancergrace.org

Imerman Angels

Imermanangels.org

Love Your Buns

loveyourbuns.org

My Faulty Gene

Myfaultygene.org

National Coalition for Cancer Survivorship

canceradvocacy.org

Paltown Development Foundation

paltown.org

PAN Foundation

panfoundation.org

Triage Cancer

Triagecancer.org

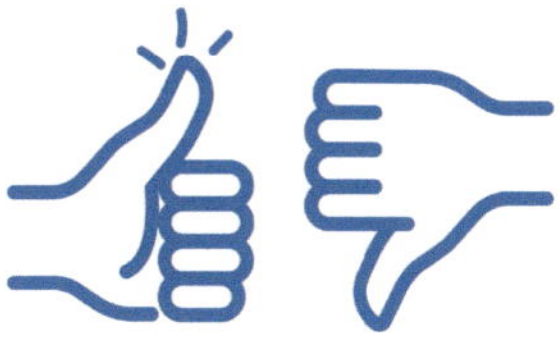

¡Cuéntenos qué opina!

Tómese un momento para completar una encuesta en línea sobre NCCN Guidelines for Patients.

NCCN.org/patients/response

Preguntas para hacer

- ¿Con quién debo hablar sobre vivienda, preparación de comidas y otras necesidades básicas?
- ¿Qué ayudas existen para el transporte, el cuidado de los niños y la atención domiciliaria?
- ¿Hay otros servicios disponibles para mí y mis cuidadores?

Palabras que debe conocer

ablación
Tipo de terapia local que se utiliza para destruir tumores en el hígado o los pulmones. También llamada ablación térmica guiada por imagen.

adenocarcinoma
Es el tipo más frecuente de cáncer de colon. Comienza en las células que recubren el intestino y producen líquidos u hormonas.

adenoma
El tipo más frecuente de pólipo de colon y el más propenso a formar células cancerosas. También llamado pólipo adenomatoso.

alteración de la vía reparadora de emparejamiento (dMMR)/inestabilidad microsatelital-alta (MSI-H)
Biomarcador (característica) de algunos tipos de cáncer de colon que puede ayudar a orientar el tratamiento. Este biomarcador debe analizarse en todos los tipos de cáncer de colon.

anatomopatólogo
Médico que se especializa en el análisis de células y tejidos para detectar enfermedades.

antígeno carcinoembrionario (ACE)
Proteína que liberan algunos tumores y que se puede detectar en la sangre.

biomarcador
Característica del cáncer que puede ayudar a orientar el tratamiento. Los biomarcadores suelen ser mutaciones (cambios) en el ADN de las células cancerosas.

CAPEOX
Esquema quimioterápico que incluye capecitabina y oxaliplatino.

colectomía
Cirugía para extirpar una parte del colon.

colon
La primera sección del intestino grueso y la más larga. Los alimentos no utilizados se transforman en heces en el colon.

colonoscopia
Inserción de una herramienta delgada en el colon para ver o extirpar tejido.

colostomía
Abertura que se realiza durante la cirugía para conectar una parte del colon con la parte exterior del abdomen, lo que permite que las heces se evacúen en una bolsa.

deficiencia de *DPYD*
Algunas personas nacen con una diferencia en este gen que hace que sea inseguro recibir las dosis recomendadas de los medicamentos de quimioterapia con fluoropirimidina.

embolización
El uso de microesferas para cortar el suministro de sangre a un tumor, para administrar radiación o quimioterapia a un tumor o ambas. Si no se utiliza radiación ni quimioterapia, se llama embolización simple.

embolización de la vena porta
Procedimiento mínimamente invasivo para agrandar la parte sana del hígado antes de una resección hepática.

fluoropirimidina
Tipo de medicamento de quimioterapia. Entre los ejemplos, se incluyen capecitabina y fluorouracilo (5-FU).

FOLFIRI
Esquema quimioterápico utilizado para algunos tipos de cáncer de colon avanzados. Incluye leucovorina cálcica, fluorouracilo e irinotecán.

FOLFIRINOX
Esquema quimioterápico utilizado para algunos tipos de cáncer de colon avanzados. Incluye leucovorina cálcica (ácido folínico), fluorouracilo, irinotecán y oxaliplatino.

FOLFOX
Esquema quimioterápico que incluye leucovorina cálcica, fluorouracilo y oxaliplatino.

ganglio linfático
Pequeños grupos de células que combaten enfermedades y que se encuentran en todo el cuerpo.

intestino grueso
Órgano largo y tubular que forma la última parte del sistema digestivo. Incluye el colon, el recto y el ano.

irresecable
Cáncer que no se puede extirpar con cirugía.

linfa
Líquido transparente que contiene glóbulos blancos.

linfadenectomía
Cirugía para extirpar los ganglios linfáticos.

metástasis
La diseminación de células cancerosas del primer tumor (primario) a un punto distante.

Mutación del gen *PIK3CA*
Mutación (cambio) genética que aumenta el riesgo de contraer cáncer colorrectal y otros tipos de cáncer. Los tumores con una mutación de *PIK3CA* suelen crecer con rapidez y volver a aparecer después del tratamiento.

Mutación del gen *POLE/POLD1*
Biomarcador (característica) de algunos tipos de cáncer de colon. Recomendado como parte de los análisis exhaustivos de biomarcadores para el cáncer de colon metastásico.

oncología/radiología intervencionista
Especialidad médica que utiliza técnicas de diagnóstico por imágenes para administrar tratamientos mínimamente invasivos para el cáncer.

pólipo
Crecimiento excesivo de células en la capa interna de la pared del colon. Los pólipos pediculados tienen una forma similar a la de los hongos y tienen tallo. Los pólipos sésiles son planos.

radioterapia corporal estereotáctica (RTCE)
Tipo de radioterapia especializada que se utiliza para tratar el cáncer de colon que se ha extendido al hígado, los pulmones o los huesos.

radioterapia de haz externo (RTHE)
Tratamiento con rayos de alta energía recibidos desde un equipo que se encuentra fuera del cuerpo.

recidiva
Reaparición del cáncer después de un período libre de la enfermedad.

tratamiento complementario
Serie de tratamientos disponibles para todas las personas diagnosticadas con cáncer que tienen por objetivo mejorar la calidad de vida.

vía reparadora de emparejamiento inalterada (pMMR)/estabilidad microsatelital (MSS)
Describe los tumores que no tienen el biomarcador de alteración de la vía reparadora de emparejamiento (dMMR).

Colaboradores de NCCN

Esta guía para pacientes se basa en NCCN Clinical Practice Guidelines in Oncology (NCCN Guidelines®) para el cáncer de colon, versión 4.2025, 27 de junio de 2025. Fue adaptada, revisada y publicada con la colaboración de las siguientes personas:

Dorothy A. Shead, máster en Ciencias
Directora ejecutiva de Operaciones de Información para Pacientes

Erin Vidic, máster en Artes
Redactora médica sénior, Información para pacientes

Lisa Diehl
Diseñadora de Diseño de Producción

La Guía NCCN Clinical Practice Guidelines in Oncology (NCCN Guidelines®) para el cáncer de colon, versión 4.2025, 27 de junio de 2025, fue elaborada por los siguientes miembros del panel de NCCN:

Dr. Al B. Benson III, presidente
Robert H. Lurie Comprehensive Cancer Center, Northwestern University

Dr. Alan P. Venook, vicepresidente
UCSF Helen Diller Family Comprehensive Cancer Center

Dr. Mohamed Adam
UCSF Helen Diller Family Comprehensive Cancer Center

*Dr. George J. Chang, máster en Cirugía, máster en Gestión Sanitaria
The University of Texas MD Anderson Cancer Center

Dr. Yi-Jen Chen, doctor en Medicina
City of Hope National Medical Center

Dra. Kristen K. Ciombor
Vanderbilt-Ingram Cancer Center

Dra. Stacey A. Cohen
Fred Hutchinson Cancer Center

Dra. Madison Conces
Case Comprehensive Cancer Center/University Hospitals Seidman Cancer Center and Cleveland Clinic Taussig Cancer Institute

Dr. Harry S. Cooper
Fox Chase Cancer Center

Dr. Dustin Deming
University of Wisconsin Carbone Cancer Center

Dr. Ignacio Garrido-Laguna, doctor en Medicina
Huntsman Cancer Institute, University of Utah

Dr. Jean L. Grem
Fred & Pamela Buffett Cancer Center

*Dra. Carla Harmath
The UChicago Medicine Comprehensive Cancer Center

Dr. Paul Haste
Indiana University Melvin and Bren Simon Comprehensive Cancer Center

Dr. J. Randolph Hecht
UCLA Jonsson Comprehensive Cancer Center

*J. Kevin Hicks, doctor en Farmacia, doctor en Farmacología, Socio del Colegio Estadounidense de Farmacia Clínica
Moffitt Cancer Center

Dra. Sarah Hoffe
Moffitt Cancer Center

Dr. Steven Hunt
Siteman Cancer Center at Barnes-Jewish Hospital and Washington University School of Medicine

Dr. Hisham Hussan
UC Davis Comprehensive Cancer Center

Dra. Kimberly L. Johung, doctora en Medicina
Yale Cancer Center/Smilow Cancer Hospital

Dra. Nora Joseph
University of Michigan Rogel Cancer Center

Dra. Natalie Kirilcuk
Stanford Cancer Institute

Dra. Smitha Krishnamurthi
Case Comprehensive Cancer Center/ University Hospitals Seidman Cancer Center and Cleveland Clinic Taussig Cancer Institute

Dr. Midhun Malla, máster en Ciencias
O'Neal Comprehensive Cancer Center, UAB

Dr. Rifat Mannan
City of Hope National Medical Center

Dra. Jennifer K. Maratt, máster en Ciencias
Indiana University Melvin and Bren Simon Comprehensive Cancer Center

Dr. Wells A. Messersmith
University of Colorado Cancer Center

*Dr. Jeffrey Meyer, máster en Ciencias
Johns Hopkins Kimmel Cancer Center

Dr. Jeffrey Meyerhardt, máster en Salud Pública
Dana-Farber/Brigham and Women's Cancer Center

Dr. Eric D. Miller, doctor en Medicina
The Ohio State University Comprehensive Cancer Center - James Cancer Hospital and Solove Research Institute

Dra. Mary F. Mulcahy
Robert H. Lurie Comprehensive Cancer Center, Northwestern University

Dr. Steven Nurkin, máster en Ciencias
Roswell Park Comprehensive Cancer Center

Dr. Hitendra Patel
UC San Diego Moores Cancer Center

Dra. Katrina Pedersen, máster en Ciencias
Mayo Clinic Comprehensive Cancer Center

Dr. Leonard Saltz
Memorial Sloan Kettering Cancer Center

Dr. Charles Schneider
Abramson Cancer Center, University of Pennsylvania

Dr. David Shibata
The University of Tennessee Health Science Center

Dr. Benjamin Shogan
The UChicago Medicine Comprehensive Cancer Center

*Laurie Singer
DoubleLL Productions

Dr. Constantinos T. Sofocleous, doctor en Medicina
Memorial Sloan Kettering Cancer Center

* Dra. Anna Tavakkoli, máster en Ciencias
UT Southwestern Simmons Comprehensive Cancer Center

Dr. Christopher G. Willett
Duke Cancer Institute

Dra. Christina Chu
Mayo Clinic Comprehensive Cancer Center

NCCN

Faviolla Baez-Cruz, doctora en Bioquímica
Científica adjunta/redactora médica

Lisa Gurski, doctora en Ciencias Biológicas
Gerente sénior de Contenido Clínico con licencia

Frankie Jones
Coordinador de las Guías

* Revisaron esta guía para pacientes. Para divulgaciones, visite NCCN.org/disclosures.

Centros oncológicos de NCCN

Abramson Cancer Center,
University of Pennsylvania
Filadelfia, Pensilvania
+1 800.789.7366 • pennmedicine.org/cancer

Case Comprehensive Cancer Center/
University Hospitals Seidman Cancer Center and
Cleveland Clinic Taussig Cancer Institute
Cleveland, Ohio
UH Seidman Cancer Center
+1 800.641.2422 • uhhospitals.org/services/cancer-services
CC Taussig Cancer Institute
+1 866.223.8100 • my.clevelandclinic.org/departments/cancer
Case CCC
+1 216.844.8797 • case.edu/cancer

City of Hope National Medical Center
Duarte, California
+1 800.826.4673 • cityofhope.org

Dana-Farber/Brigham and Women's Cancer Center |
Mass General Cancer Center
Boston, Massachusetts
+1 877.442.3324 • youhaveus.org
+1 617.726.5130 • massgeneral.org/cancer-center

Duke Cancer Institute
Durham, Carolina del Norte
+1 888.275.3853 • dukecancerinstitute.org

Fox Chase Cancer Center
Filadelfia, Pensilvania
+1 888.369.2427 • foxchase.org

Fred & Pamela Buffett Cancer Center
Omaha, Nebraska
+1 402.559.5600 • unmc.edu/cancercenter

Fred Hutchinson Cancer Center
Seattle, Washington
+1 206.667.5000 • fredhutch.org

Huntsman Cancer Institute, University of Utah
Salt Lake City, Utah
+1 800.824.2073 • healthcare.utah.edu/huntsmancancerinstitute

Indiana University Melvin and Bren Simon
Comprehensive Cancer Center
Indianápolis, Indiana
+1 888.600.4822 • www.cancer.iu.edu

Johns Hopkins Kimmel Cancer Center
Baltimore, Maryland
+1 410.955.8964
www.hopkinskimmelcancercenter.org

Mayo Clinic Comprehensive Cancer Center
Phoenix/Scottsdale, Arizona
Jacksonville, Florida
Rochester, Minnesota
+1 480.301.8000 • Arizona
+1 904.953.0853 • Florida
+1 507.538.3270 • Minnesota
mayoclinic.org/cancercenter

Memorial Sloan Kettering Cancer Center
Nueva York, Nueva York
+1 800.525.2225 • mskcc.org

Moffitt Cancer Center
Tampa, Florida
+1 888.663.3488 • moffitt.org

O'Neal Comprehensive Cancer Center, UAB
Birmingham, Alabama
+1 800.822.0933 • uab.edu/onealcancercenter

Robert H. Lurie Comprehensive Cancer Center,
Northwestern University
Chicago, Illinois
+1 866.587.4322 • cancer.northwestern.edu

Roswell Park Comprehensive Cancer Center
Búfalo, Nueva York
+1 877.275.7724 • roswellpark.org

Siteman Cancer Center, Barnes-Jewish Hospital
and Washington University School of Medicine
San Luis, Misuri
+1 800.600.3606 • siteman.wustl.edu

St. Jude Children's Research Hospital/
The University of Tennessee Health Science Center
Memphis, Tennessee
+1 866.278.5833 • stjude.org
+1 901.448.5500 • uthsc.edu

Stanford Cancer Institute
Stanford, California
+1 877.668.7535 • cancer.stanford.edu

The Ohio State University Comprehensive Cancer Center -
James Cancer Hospital and Solove Research Institute
Columbus, Ohio
+1 800.293.5066 • cancer.osu.edu

The UChicago Medicine Comprehensive Cancer Center
Chicago, Illinois
+1 773.702.1000 • uchicagomedicine.org/cancer

The University of Texas MD Anderson Cancer Center
Houston, Texas
+1 844.269.5922 • mdanderson.org

UC Davis Comprehensive Cancer Center
Sacramento, California
+1 916.734.5959 • +1 800.770.9261
health.ucdavis.edu/cancer

UC San Diego Moores Cancer Center
La Jolla, California
+1 858.822.6100 • cancer.ucsd.edu

UCLA Jonsson Comprehensive Cancer Center
Los Ángeles, California
+1 310.825.5268 • uclahealth.org/cancer

UCSF Helen Diller Family
Comprehensive Cancer Center
San Francisco, California
+1 800.689.8273 • cancer.ucsf.edu

University of Colorado Cancer Center
Aurora, Colorado
+1 720.848.0300 • coloradocancercenter.org

University of Michigan Rogel Cancer Center
Ann Arbor, Míchigan
+1 800.865.1125 • rogelcancercenter.org

University of Wisconsin Carbone Cancer Center
Madison, Wisconsin
+1 608.265.1700 • uwhealth.org/cancer

UT Southwestern Simmons
Comprehensive Cancer Center
Dallas, Texas
+1 214.648.3111 • utsouthwestern.edu/simmons

Vanderbilt-Ingram Cancer Center
Nashville, Tennessee
+1 877.936.8422 • vicc.org

Yale Cancer Center/Smilow Cancer Hospital
New Haven, Connecticut
+1 855.4.SMILOW • yalecancercenter.org

¡Nos interesan sus comentarios!

Nuestro objetivo es brindar información útil y fácil de entender sobre el cáncer.

Realice nuestra encuesta para decirnos qué hicimos bien y qué podríamos mejorar.

NCCN.org/patients/feedback

Índice

Made in the USA
Monee, IL
01 May 2026

49351150R00033

About the NCCN Guidelines for Patients®

NCCN National Comprehensive Cancer Network®

AF824557

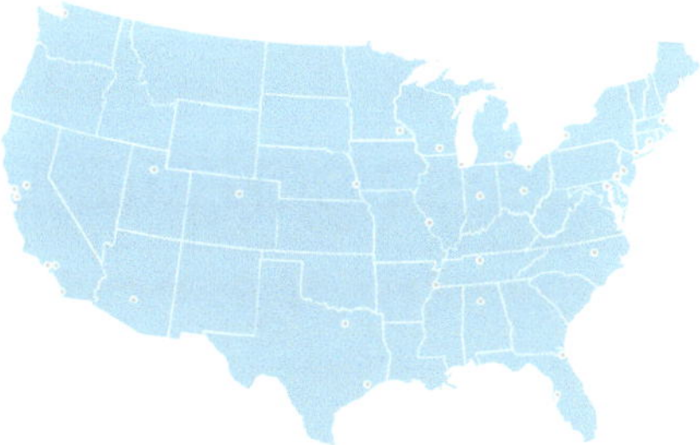

Did you know that top cancer centers across the United States work together to improve cancer care? This alliance of leading cancer centers is called the National Comprehensive Cancer Network® (NCCN®).

Cancer care is always changing. NCCN develops evidence-based cancer care recommendations used by health care providers worldwide. These frequently updated recommendations are the NCCN Clinical Practice Guidelines in Oncology (NCCN Guidelines®). The NCCN Guidelines for Patients plainly explain these expert recommendations for people with cancer and caregivers.

These NCCN Guidelines for Patients are based on the NCCN Clinical Practice Guidelines in Oncology (NCCN Guidelines®) for Hepatocellular Carcinoma, Version 1.2025 – March 20, 2025.

Learn how the NCCN Guidelines for Patients are developed
NCCN.org/patient-guidelines-process

View the NCCN Guidelines for Patients free online
NCCN.org/patientguidelines

Find an NCCN Cancer Center near you
NCCN.org/cancercenters

Connect with us

Supporters

NCCN Guidelines for Patients are supported by funding from the NCCN Foundation®

NCCN Foundation gratefully acknowledges the following corporate supporters for helping to make available these NCCN Guidelines for Patients: Eisai Inc., Incyte Corporation, Servier, and Taiho Oncology, Inc.

NCCN independently adapts, updates, and hosts the NCCN Guidelines for Patients. Our corporate supporters do not participate in the development of the NCCN Guidelines for Patients and are not responsible for the content and recommendations contained therein.

To make a gift or learn more, visit online or email

NCCNFoundation.org/Donate

PatientGuidelines@NCCN.org

Contents

NCCN Foundation seeks to support the millions of patients and their families affected by a cancer diagnosis by funding and distributing NCCN Guidelines for Patients. NCCN Foundation is also committed to advancing cancer treatment by funding the nation's promising doctors at the center of innovation in cancer research. For more details and the full library of patient and caregiver resources, visit NCCN.org/patients.

National Comprehensive Cancer Network (NCCN) and NCCN Foundation
3025 Chemical Road, Suite 100, Plymouth Meeting, PA 19462 USA

1

About liver cancer

You've been told you may have, or already have, liver cancer. This is a scary and stressful time. What is liver cancer? This chapter explains what liver cancer is and how it works.

Why you should read this book

Making decisions about cancer care can be stressful. You may need to make tough decisions under pressure about complex choices.

The NCCN Guidelines for Patients are trusted by patients and providers. They clearly explain current care recommendations made by respected experts in the field. Recommendations are based on the latest research and practices at leading cancer centers.

Cancer care is not the same for everyone. By following expert recommendations for your situation, you are more likely to improve your care and have better outcomes as a result. Use this book as your guide to find the information you need to make important decisions.

What is liver cancer?

Liver cancer is a disease where cells in the liver multiply and grow out of control.

The liver is a large organ located on the right side of the body under the rib cage. The liver filters blood, helps with blood clotting, makes bile, breaks down fats, and helps process sugar for energy.

The liver also produces lymph. Lymph gives cells water and food, and contains white blood cells that fight germs.

Liver cancer occurs when something goes wrong with the natural cell process, causing some liver cells to become cancer cells.

Cancer cells don't behave like normal cells. Cancer cells develop genetic changes that allow them to multiply and make many more cancer cells. The cancer cells crowd out and overwhelm normal cells.

Cancer cells also survive much longer than normal cells do. They can replace many normal cells and cause organs to stop working properly. This can end up harming the body.

If the liver stops working properly, then one symptom a person might notice is a yellowing of their skin and eyes, called jaundice. This is a direct result of a buildup of bilirubin in the body, which the liver normally filters out.

Cancer cells can also spread outside the liver and form tumors in other areas of the body. This is called metastatic liver cancer.

Is there more than one type of liver cancer?

Cancer that starts in the liver is called primary liver cancer. There is more than one type of primary liver cancer in adults:

Hepatocellular carcinoma

The most common type is hepatocellular carcinoma (HCC), which is cancer of the liver cells. HCC, or liver cancer, is the focus of this book.

Signs and symptoms of liver cancer include:

- Abdominal pain
- Abdominal swelling or mass
- Fatigue
- Fluid in the abdomen
- Jaundice (yellowing of the skin and eyes)
- Weight loss

There is a subtype of HCC called fibrolamellar hepatocellular carcinoma (FLHCC). FLHCC affects very few people and usually occurs at a younger age. The treatments are the same as for HCC, so this book applies to you if you're living with FLHCC.

Intrahepatic cholangiocarcinoma

The second most common type of this cancer in adults is called intrahepatic cholangiocarcinoma, which is a cancer of the bile ducts. The signs and symptoms of intrahepatic cholangiocarcinoma are similar to liver cancer, but the location of the tumor is in the bile ducts, which are a spider web of small tubes inside the liver.

Cancer that starts in the liver is called primary liver cancer.

However, if someone has lung cancer that spreads to the liver, that's still considered lung cancer.

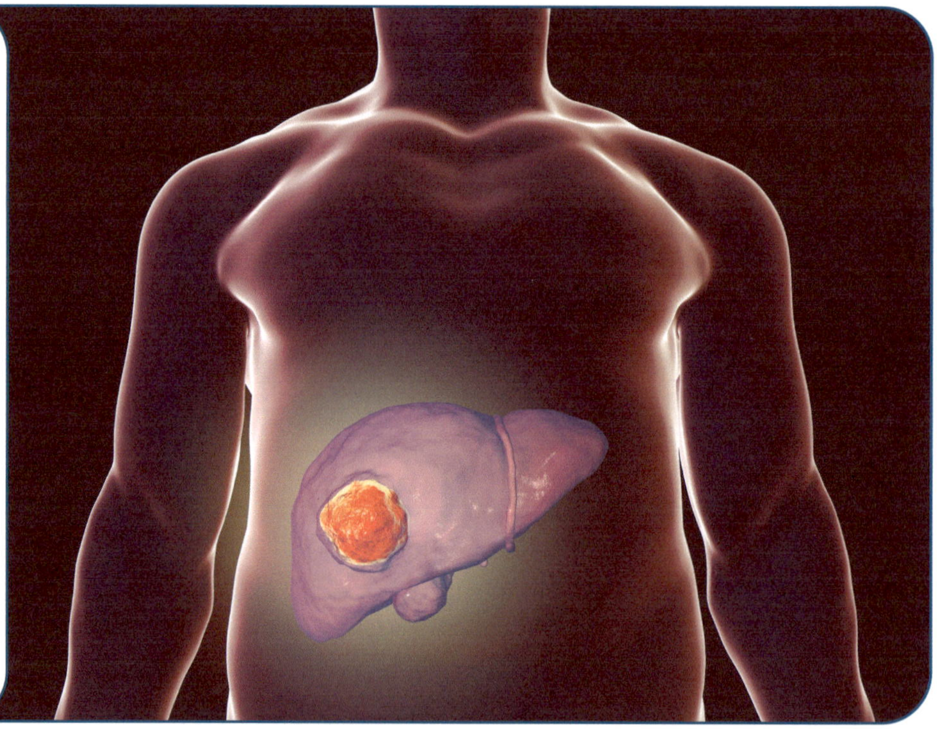

More information on gallbladder and bile duct tumors is available at NCCN.org/patientguidelines and on the NCCN Patient Guides for Cancer app.

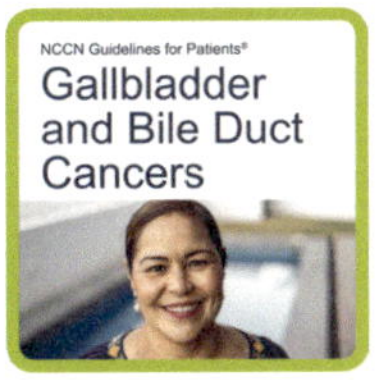

Sometimes, another type of cancer spreads to the liver. This is called secondary cancer, or metastatic cancer. For example, cancer that starts in the intestines (colon) and spreads to the liver is called metastatic colon cancer to the liver. But it's still colon cancer, not liver cancer.

What causes liver cancer?

Cancer researchers don't know what causes liver cells to grow out of control (become cancerous). But several factors are linked to a higher risk of liver cancer. These are called risk factors. A risk factor is anything that increases your chance of getting cancer.

Risk factors don't necessarily cause liver cancer. You can have liver cancer without having any of the risk factors. But having one or more of these risk factors raises your chances of getting liver cancer:

- **Age** – Risk for liver cancer increases with age because liver damage can accumulate over time.
- **Alcohol use** – Heavy and long-term alcohol use can cause cirrhosis, which in turn is a risk factor for liver cancer.
- **Weight** – The higher a person's body mass index (BMI) and the larger their waist size, the more likely that person is to get liver cancer.

Guide 1
Risk factors for developing liver cancer

- Family history of liver cancer
- Too much iron in the body (hemochromatosis)
- Obesity
- Hepatitis B virus or infection
- Men born in Asia, aged 40 years and over
- Women born in Asia, aged 50 years and over
- Any adult born in an African nation

For people with cirrhosis, these additional risk factors apply:

- Hepatitis C virus or infection
- Alcohol use
- Non-alcoholic steatohepatitis (NASH), also known as non-alcoholic fatty liver disease (NAFLD)

- **Genetics** – Some cancers run in families. Tell your care team if your family has a history of liver cancer.
- **Hepatitis** – Having hepatitis B or C virus increases your risk of liver cancer.

Guide 1 shows more specific risk factors. Cirrhosis, which is scarring of the liver from repeated damage, sometimes from alcohol use, is mentioned as one particular risk factor.

How is liver cancer treated?

Although there's no cure for liver cancer, several treatments can reduce symptoms and help you live longer.

However, before treatment can begin, you'll have numerous tests to diagnose your particular type of cancer. See *Chapter 2: Testing for liver cancer*.

The most common treatments for most cases of liver cancer are surgery, liver transplant, and regional therapy, such as radiation therapy. For more about these and other treatments, see *Chapter 3: Types of treatment*.

Liver cancer that spreads to different areas of the body needs more intensive treatment. See *Chapter 6: Metastatic liver cancer.*

What can you do to get the best care?

Advocate for yourself. You have an important role to play in your care. In fact, you're more likely to get the care you want by asking questions and making shared decisions with your care team.

The NCCN Guidelines for Patients will help you understand cancer care. With better understanding, you'll be more prepared to discuss your care with your team and share your concerns. Many people feel more satisfied when they play an active role in their care.

You may not know what to ask your care team. That's common. Each chapter in this book ends with an important section called *Questions to ask*. These suggested questions will help you get more information on all aspects of your care.

Take the next step and keep reading to learn what is the best care for you!

2

Testing for liver cancer

Liver cancer is confirmed with imaging tests. Sometimes, a biopsy is needed as well. More tests are then done to plan treatment. This chapter presents an overview of the tests you might receive and what to expect.

You'll first receive imaging scans to confirm the diagnosis of liver cancer. When liver cancer is found, you'll receive the tests to plan treatment listed in **Guide 2**.

Keep these things in mind:

- Choose a friend, family member, or peer who can drive you to appointments, provide meals, or offer emotional support during diagnosis and treatment.
- Bring someone with you to care team visits, if possible.
- Write down questions and take notes during appointments. Don't be afraid to ask your care team questions. Get to know your care team and help them get to know you.
- Get copies of blood tests, imaging results, and reports about the specific type of cancer you have.
- Organize your papers. Create files for insurance forms, medical records, and test results. You can do the same on your computer.
- Keep a list of contact information for everyone on your care team. Add it to your phone. Hang the list on your refrigerator or keep it in a place where someone can access it in an emergency. Keep your primary care physician informed of changes to this list. They're great partners in your care.
- In your contact list, include information on your exact type of cancer, as well as any treatments and the date each treatment started.

Guide 2 Tests for treatment planning
Medical history and physical exam
Hepatitis panel
Bilirubin, transaminases, alkaline phosphatase
Prothrombin time or international normalized ratio, albumin, blood urea nitrogen, and creatinine
Complete blood count (CBC) and platelet count
Alpha-fetoprotein (AFP)
Chest CT
Bone scan, if needed
Abdominal and pelvic CT or MRI with contrast, if not done before or needs to be updated

Imaging tests

Imaging tests take pictures of the inside of your body. After you have imaging, a radiologist, an expert in interpreting imaging tests, will write a report and send it to your health care provider.

The report may be sent to you through your patient portal or access system.

You should discuss these results with your care team.

Contrast material

Contrast material is used to improve imaging pictures. Contrast materials are not dyes. They're substances that help enhance and improve the images of organs and structures in the body.

The contrast isn't permanent and will leave the body in your pee immediately after the test.

The types of contrast vary and are different for CT and MRI.

Contrast might not be used if you have a serious allergy or if your kidneys aren't working well. Tell your care team if you've had allergic reactions to contrast in the past. You might be given medicine to avoid the effects of allergies.

CT scan

A CT scan uses x-rays and computer technology to take pictures of the inside of the body. It takes many x-rays of the same body part from different angles. All the images are combined to make a series of detailed cross-sectional images of the body.

A CT scan of your chest, abdomen, and/or pelvis may be needed to check for liver cancer. In most cases, contrast will be used.

Some people refer to this test as a CAT scan. Either name is correct.

CT machine

A CT machine is large and has a tunnel in the middle. During the test, you will lie on the table that moves slowly through the tunnel.

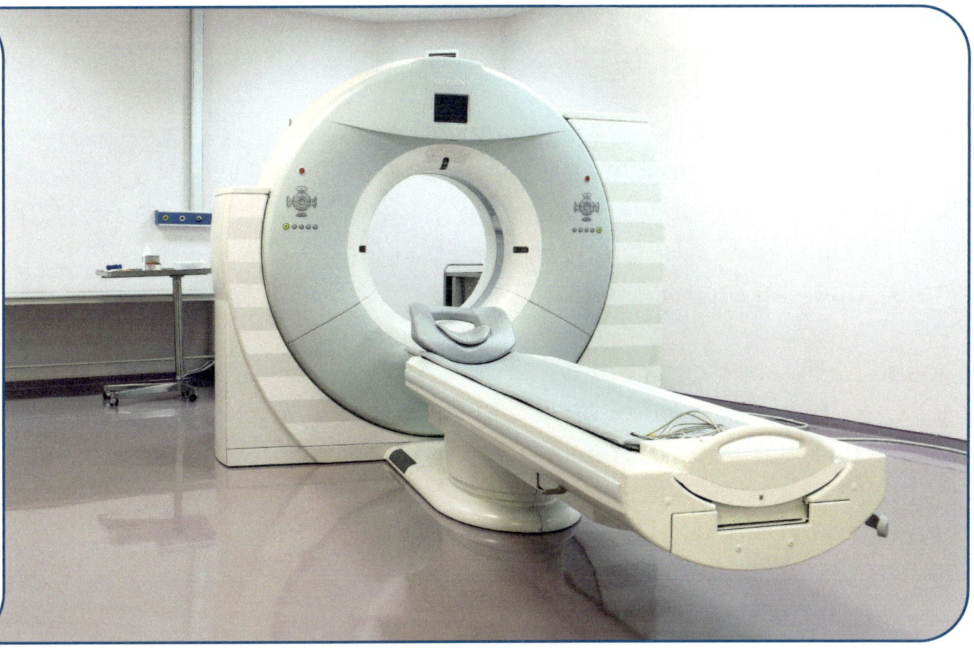

Multiphasic CT scan

A multiphasic CT scan starts without contrast. Then contrast is added, and multiple sets of pictures are taken as the contrast moves through the arteries and veins of the liver.

This allows your care team to see where the tumor is in the liver and if the tumor involves any veins, arteries, or other organs.

MRI scan

An MRI scan uses radio waves and powerful magnets to take pictures of the inside of the body. It doesn't use x-rays or radiation and is painless.

Because the MRI machine uses very strong magnets, tell the technologist if you have any metal in your body. You'll probably need to undress completely and wear a robe in the scanning room.

During the test, you'll likely be asked to hold your breath for 10 to 20 seconds as the technician collects the images. Contrast is often used. When a scan is taken with and without contrast, that's called a "dynamic" MRI.

The most common type of MRI machine, a closed MRI, has a capsule-like design where the magnet surrounds you. There are open MRIs, which have a magnetic top and bottom and an opening on each end.

Closed MRIs are more common than open MRIs, so if you're afraid of enclosed or tight spaces (claustrophobia), be sure to talk to your care team about it. A mild relaxant/ sedative can given for some patients with claustrophobia to help tolerate the MRI scan.

MRIs are also loud. Ask the scanning team for earplugs or headphones to help with the noise. Sometimes they might play music inside the machine as well. You can also ask for a blanket or cushions to make yourself more comfortable during the scan.

The MRI technicians can talk to you through an intercom inside the machine. You'll also have a way to signal to the scanning team that you need help with a button.

PET scan

A PET scan uses a radioactive substance called a tracer. The tracer is injected into a vein to show where cancer spots might be in the body. It harmlessly comes out of the body in your pee within 24 hours.

The tracer causes cancer to show up as bright spots on PET scans. However, not all tumors will appear on a PET scan, and not all bright spots are cancer. It's typical for the brain, heart, kidneys, and bladder to be bright on the PET scan.

Inflammation or infection can also show up as a bright spot.

When a PET scan is combined with CT, it's called a PET/CT scan.

Bone scan

Liver cancer can spread to the bones. A bone scan uses a PET scan in combination with a CT scan.

Areas of bone damage will show up as bright spots in the pictures. Bone damage can be caused by cancer, cancer treatment, previous injuries, or other health issues.

Ultrasound

An ultrasound uses high-energy sound waves to form pictures of the inside of the body. It's like a sonogram used during pregnancy. A wand-like probe (transducer) is moved on your skin. A gel is applied to your skin beforehand to help the probe move more easily.

Ultrasound is painless and does not use radiation like x-rays, so it can be repeated as needed. It's also good at showing small areas of cancer that are near the skin. Sometimes, an ultrasound is used to guide a biopsy.

General health tests

Medical history

A medical history, sometimes called a health history, will help determine which treatment is best for you.

A medical history is a record of all health issues and treatments you've had in your life. Be prepared to list any illness or injury, and when it happened. Also, tell your care team about any symptoms you have.

Bring a list of your old and new medicines and any over-the-counter (OTC) medicines, herbal remedies, or supplements you take. Some supplements can affect medicines that your care team may prescribe.

Family history

Some cancers and other diseases can run in families. Your health care provider will ask about the health history of family members who are blood relatives. This information is called a family history.

Ask family members on both sides of your family about their health issues like heart disease, cancer, and diabetes, and at what age they were diagnosed.

You should find out the specific type of cancer or where the cancer started, if it's in multiple locations, and if they had genetic testing.

Physical exam

A member of your care team will perform a thorough physical exam of your body. This exam includes checking vital signs such as heart rate and blood pressure. Your provider may also gently press on areas of your body, feeling for swollen organs or lymph nodes.

Blood tests

Blood tests check for signs of disease and how well organs are working. They require a sample of your blood, which is removed through a needle placed into your vein.

If you know your veins are difficult to find, let the lab tech know, and they may be able to get a machine that will help find your veins. This way, you'll get fewer pokes from the needle, and it's less stressful.

Complete blood count

A complete blood count (CBC) measures the levels of red blood cells, white blood cells, and platelets in your blood. Red blood cells carry oxygen throughout your body, white blood cells fight infection, and platelets control bleeding.

Elevated white blood cells, as well as a reduction in red blood cells or platelets, can indicate infection or cancer.

Comprehensive metabolic panel

A comprehensive metabolic panel measures 14 different substances in your blood, including blood urea nitrogen and creatinine. This test provides important information about how well your kidneys and liver are working.

Liver function panel

Liver function tests look at the health of your liver by measuring chemicals that are made or processed by the liver. Levels that are too high or too low signal that the liver isn't working well.

A liver function panel usually measures:

- Albumin
- Alkaline phosphatase
- Alpha-fetoprotein
- Aspartate aminotransferase and alanine transaminase
- Bilirubin

The liver produces chemicals necessary for your blood to clot in response to an injury. Tests to measure how long it takes your blood to clot might be done, such as:

- International normalized ratio
- Prothrombin time

Some of these measurements are used to determine your Child-Turcotte-Pugh class.

Child-Turcotte-Pugh class

The Child-Turcotte-Pugh score measures the severity of liver disease, such as cirrhosis or liver cancer. This score helps your treatment team see how well your liver is working and if surgery is recommended.

The score is based on signs, symptoms, and blood test results. Those with a Child-Turcotte-Pugh Class A have the lowest risk of complications or death from surgery. In some cases, those with Child-Turcotte-Pugh Class B might be recommended for surgery.

Those with Child-Turcotte-Pugh Class C won't be recommended for surgery as often, since they have the most severe disease of the three classes.

Hepatitis panel

A hepatitis panel is a blood test that checks to see if you have a hepatitis infection. You may be referred to a hepatologist if you test positive. A hepatologist is a health care provider who specializes in the care of the liver, biliary tract, gallbladder, and pancreas.

Hepatitis infection causes the liver to become swollen. When swollen, the liver might not work as it should. Viruses called hepatitis B and hepatitis C are the most common types of chronic (long-term) hepatitis.

Chronic hepatitis B and a current or past infection with hepatitis C increase the risk for liver cancer and biliary tract cancers. Hepatitis B can cause cirrhosis, liver failure, and cancer.

If you're at high risk for liver cancer, CT or MRI findings may be enough to make the diagnosis. So, a biopsy may not be needed.

Biopsy

A biopsy is a procedure that removes samples of fluid or tissue from your body. These samples are then used to diagnose cancer. These biopsy procedures are typically outpatient procedures, allowing most patients to go home the same day.

You will not be put to sleep completely, but may receive a mild sedative to put you at ease.

Types of biopsies include:

- **Fine-needle aspiration** uses a thin needle to remove a sample of tissue or fluid. An ultrasound may guide the biopsy.
- **Core needle biopsy** removes tissue samples with a hollow needle about the same size as a needle used for an IV line. An ultrasound or CT scan may help the radiologist find the area to biopsy.

The biopsy samples will be sent to a pathologist, an expert in examining cells under a microscope to find disease.

A biopsy is a procedure that removes samples of fluid or tissue from your body. These samples are then used to diagnose cancer.

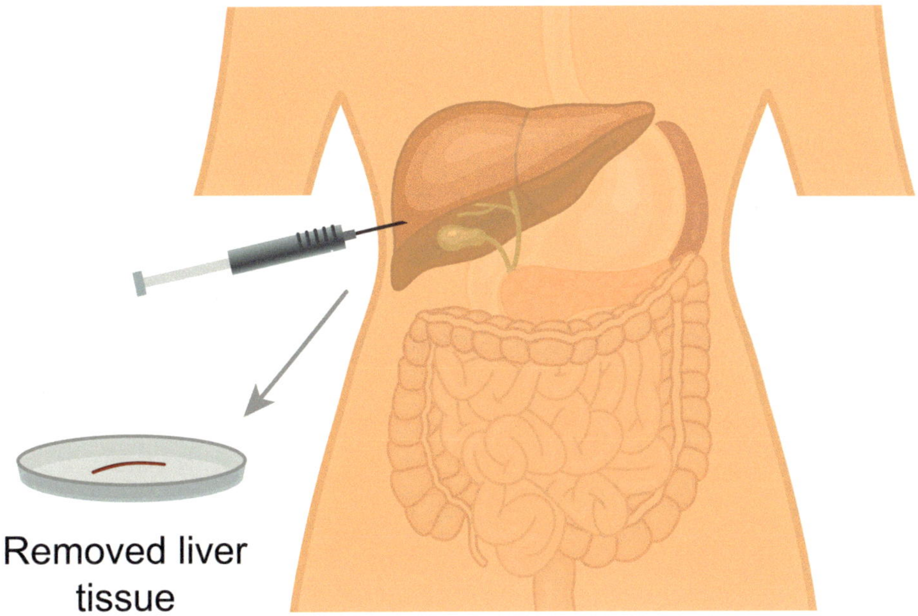

The pathologist will test the sample to look for biomarkers or proteins. This information, called tumor biomarker testing, is used to choose the best treatment for you.

Tumor biomarker testing

Biomarkers are any chemical, substance, or other sign in your body that can be measured to assess your health. Cancer antigen 19-9 (CA 19-9), carcinoembryonic antigen, and alpha-fetoprotein (AFP) are examples of tumor biomarkers that can be detected in the blood.

These tumor biomarkers can help with diagnosis, seeing how well treatment works, and keeping track of cancer growth. They can also be used to determine appropriate targets for targeted therapy, described in the next chapter.

Tumor mutation testing

A sample of your tumor or blood from your biopsy may be tested to see if the cancer cells have any specific mutations. Some mutations, such as NTRK and RET gene fusions or microsatellite instability-high (MSI-H)/mismatch repair deficient (dMMR) mutations, can be targeted with specific therapies.

Tumor mutation testing is separate from genetic testing for mutations that you may have inherited from your biological parents. Currently, genetic testing isn't required for liver cancer treatment.

Performance status

Performance status is a measure of a person's general level of fitness and ability to perform daily tasks. The most common rating scale (the Eastern Cooperative Oncology Group Performance Status), assigns you a number between 0 and 4, with 0 being the highest level of functioning and 4 being the lowest.

Performance status is one factor taken into consideration when choosing a treatment plan. If you have a lower performance status, you might not receive certain treatments, such as surgeries, until your cancer improves with other treatments like medication. However, your preferences about treatment are also important.

Test results

Results from blood tests, imaging studies, and biopsies will be used to determine your treatment plan. Treatment will be based on these findings. For example, if your biopsy shows liver cancer and your performance status is very good, then you'll be prepared for surgery.

You need to understand what these tests and the results mean. Don't be afraid to ask your care team questions about them. Online patient portals are also a great way to access your test results.

What's next?

Once you've received your complete diagnosis and you've discussed the treatment plan with your care team, you'll begin treatment. The next chapter describes each NCCN-recommended treatment in detail.

Key points

- Tests are used to find cancer, plan treatment, and check how well treatment is working.
- A medical history and physical exam inform your care team about your overall health.
- Blood tests check for signs of disease and how well organs are working.
- Imaging tests take pictures of the inside of your body. Liver cancer is usually confirmed with imaging tests.
- Fibrosis score and Child-Turcotte-Pugh class are used to see how well the liver is working, help decide if surgery is an option, and plan treatment.
- A biopsy removes a sample of tissue or fluid.
- Performance status is a person's general level of fitness and ability to perform tasks.

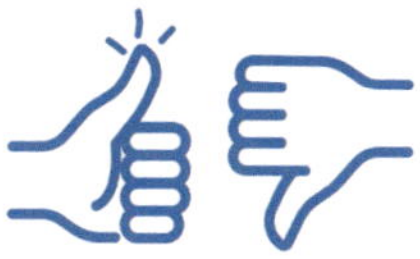

Let us know what you think!

Please take a moment to complete an online survey about the NCCN Guidelines for Patients.
NCCN.org/patients/response

Questions to ask

- What tests will I have? How often will they be repeated?
- Will my insurance pay for these tests?
- How soon will I know the results and who will explain them to me?
- What will you do to make me comfortable during testing?

3

Types of treatment

There's more than one treatment for liver cancer. Sometimes, you'll have multiple treatments at different times. This chapter describes NCCN-recommended treatment options and what to expect.

Liver cancer is treatable. You should have regular talks with your care team about your goals for treatment and your treatment plan. If possible, seek treatment at a hospital or cancer center that specializes in liver cancer.

There are many treatment options for liver cancer. But there are 2 basic methods for treatment:

- **Local therapy** focuses treatment on a certain area of the body. It includes surgery, ablation, direct therapy, and radiation therapy.
- **Systemic drug therapy** works throughout the body. For liver cancer, this includes drug therapies such as targeted therapy and immunotherapy.

Treatment can be local, systemic, or a combination of both. Many factors play a role in how your cancer responds to treatment.

Care team

Treating liver cancer takes a team approach. Treatment decisions should involve a multidisciplinary team.

This is a team of health care and psychosocial care professionals from different professional backgrounds who have knowledge and experience in your type of cancer.

This team is united in the planning and implementation of your treatment. Ask who will coordinate your care.

Some members of your care team will be with you throughout cancer treatment, while others will only be there for parts of it. Get to know your care team and help them get to know you.

You know your body better than anyone. Help other team members understand:

- How you're feeling
- What you need
- What is working and what isn't

Keep a list of names and contact information for each member of your team. This will make it easier for you and anyone involved in your care to know whom to contact with questions or concerns.

Team approach

Depending on your diagnosis, your team might include the following specialists:

A hepatologist is an expert in diseases of the liver, gallbladder, bile ducts, and pancreas.

A diagnostic radiologist interprets the results of imaging tests.

An interventional radiologist performs needle biopsies, ablations, and direct therapies and places ports for treatment.

A pathologist analyzes the cells, tissues, and organs removed during a biopsy or surgery and provides cancer diagnosis, staging, and information about biomarker testing.

A surgical oncologist performs operations to remove cancer. Some transplant surgeons and hepatobiliary surgeons also care for those with liver cancer.

A medical oncologist treats cancer using drug therapies.

A radiation oncologist prescribes and delivers radiation therapy to treat cancer.

An anesthesiologist gives anesthesia, a medicine so you do not feel pain during surgery or procedures.

Surgery

Surgery is often the main treatment to remove cancer from the liver. It can also be used to ease pain or discomfort, called palliative surgery.

When preparing for surgery, seek the opinion of an experienced surgeon. Hospitals that perform many surgeries often have better results. You can ask for a referral to a hospital or cancer center that has experience in treating liver cancer.

Surgery is based on the safest and best way to remove cancer. The removal of the cancer through surgery can be accomplished in different ways depending on the specific circumstances. Tumors in hard-to-reach locations or particularly large tumors might not be removable by surgery.

You might have more than one surgery. You might also have a temporary wound drain to prevent fluid from collecting in the body after surgery.

Goal of surgery

The goal of surgery, or tumor resection, is to remove all the cancer. To do so, the tumor is removed along with a rim of normal-looking tissue around its edge called the surgical margin.

The surgical margin may look normal during surgery, but cancerous cells may be found when viewed under a microscope by a pathologist. This is called a positive margin. In a positive margin, cancer cells are found in normal-looking tissue around the tumor. Tests have shown that it's "positive for cancer." You may need another surgery to try to remove the remaining tumor cells.

A clear or negative margin is when no cancer cells are found in the tissue around the edge of the tumor. Tests have shown that it's "negative for cancer."

Tumor removal

Surgically cutting out the tumor is called tumor removal, or tumor resection. Imaging tests will be ordered to see if your cancer can be removed by surgery (resectable) or cannot be removed (unresectable).

Partial liver removal

A partial liver removal (hepatectomy) is different than a liver transplant. It's removing a portion of the liver, perhaps a small piece or an entire lobe.

After surgery, the part of the liver that remains will keep working, and the missing section will regrow.

Liver transplant

In a liver transplant, the entire liver is removed and replaced with a healthy donor liver. The new liver may be donated by a person who recently died, or a section of the liver may be donated by a living person.

Surgical margin

The tumor will be removed, along with some normal-looking tissue around its rim. The normal-looking tissue is called the surgical margin. The surgical margin will be tested for cancer. Postoperative therapy is based on if there is cancer in the margins.

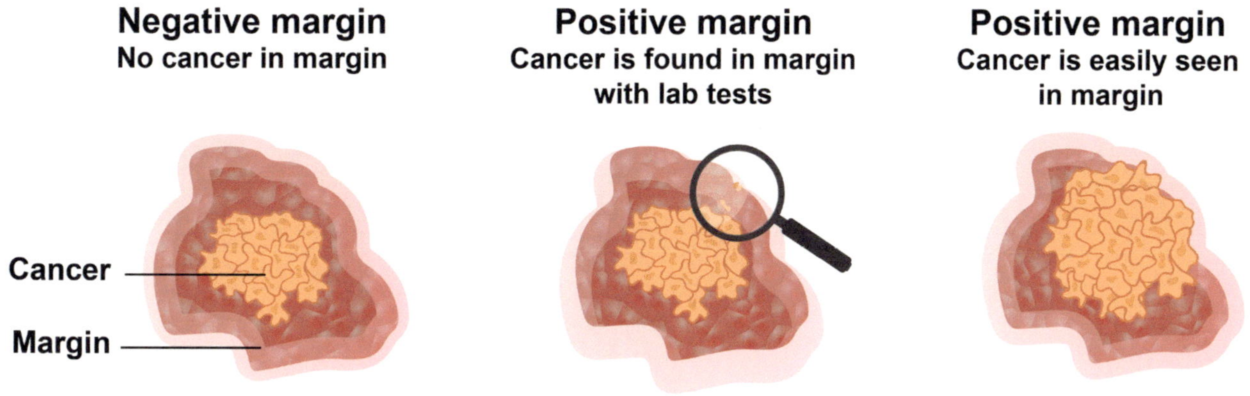

A liver transplant is based on certain size limits and tumor locations. If you receive a liver transplant, you'll also receive medicine to help prevent the donor liver from being rejected by your body.

If you can't have a partial liver transplant due to the number of tumors, you might receive a complete liver transplant. However, not everyone is a candidate for a liver transplant. There are specific requirements that need to be met to qualify.

UNOS transplant requirements

Requirements to qualify for a liver transplant are set by the United Network for Organ Sharing (UNOS), the non-profit organization that manages the organ transplant list in the United States.

UNOS requires you to have:

- An alpha-fetoprotein (AFP) level of 1,000 ng/mL or less
- A single tumor of 5 cm or less (the size of a lime), or 2 or 3 tumors each 3 cm or less (the size of a grape)
- A tumor that isn't located in a large vein, artery, or bile duct
- Cancer confined to the liver
- An adequate Model for End-Stage Liver Disease (MELD) score demonstrating the need for the liver

Exceptions to these requirements are sometimes made at select transplant centers.

MELD requirements

The poorer the liver function, the higher the MELD score. The person with the highest MELD score is at the top of the transplant list.

Liver sections

The liver is divided into 8 sections or segments based on the location of the portal vein, hepatic vein, and bile ducts.

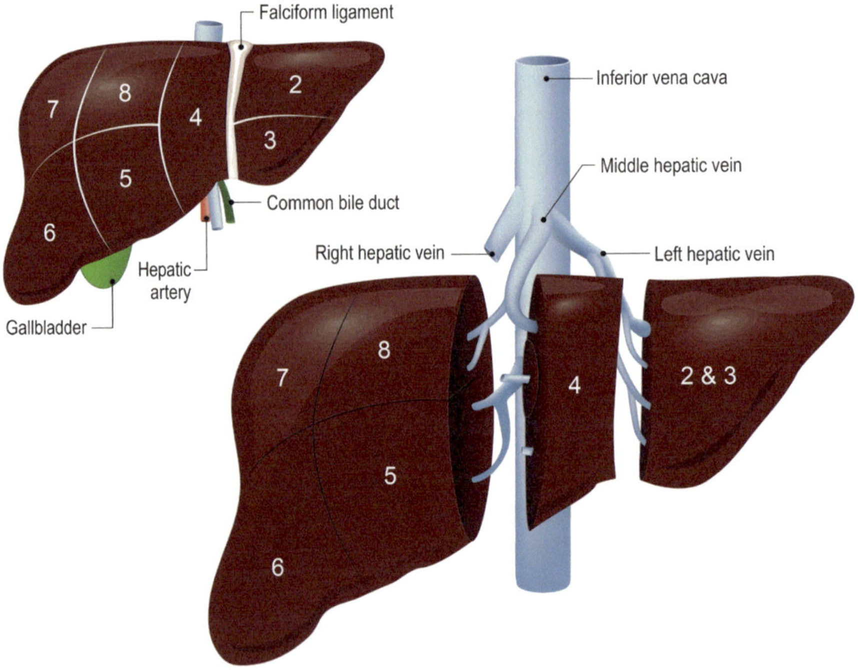

A MELD score shows UNOS how much a person needs a transplant, based on 5 blood tests:

- Total bilirubin, a measure of jaundice
- Prothrombin time, a measure of clotting ability
- Creatinine, a measure of kidney function
- Serum sodium, a measure of how much sodium is in the bloodstream
- Albumin, a measure of liver and kidney function

You can calculate your MELD score using an online calculator and a copy of your latest blood test results. Your health care team will also do this for the transplant list.

Downstaging therapy

Downstaging therapy is used to reduce the amount of tumors (tumor burden) in some people with more advanced liver cancer (without distant metastasis) who can't receive a transplant currently, with the goal of getting a transplant in the future.

Bridge therapy

A liver transplant candidate can take a while to find a match, so they might receive treatment while they wait. These treatments are called bridge or bridging therapy and include ablation, arterially directed therapy (embolization), or radiation therapy.

Destroying cancer cells with ablation

Ablation (uh·BLAY·shun) is a type of treatment that uses extreme cold or heat, radio waves, microwaves, or chemicals such as ethanol (a type of alcohol) or acetic acid to destroy cancer cells.

A similar procedure you may have already had is freezing off a mole or wart, done by either your dermatologist or at home with an over-the-counter freezing solution. The principle is the same.

Ablation can destroy small tumors (3 cm, the size of a grape) with little harm to nearby tissue. Tumors must be in an area that can be reached by ablation and not near other major organs, blood vessels, or bile ducts.

Types of ablation include:

- **Chemical –** Uses ethanol or acetic acid injections to kill cancer cells.
- **Thermal –** Uses radiofrequency ablation or microwave ablation to kill cancer cells by heating them with high-energy radio waves or microwaves.
- **Cryoablation –** Freezes cancer cells with a very cold substance.

Ablation can be done through the skin, through small cuts (laparoscopic), or using a large incision like in surgery (open approach).

All types of ablation use a special needle, called a probe, which is inserted into the tumor. The probe is guided into place with a CT scan, ultrasound, or other type of imaging. The probe is removed afterward.

Your care team will check the tumor size and location, and how well your liver is working, before doing this treatment. Typically, people with smaller tumors (3 cm or smaller) or in a location that will be easy for the probe to reach (such as on the surface of the liver) are good candidates for this procedure.

Direct therapy

Direct therapy (also called arterially directed therapy) treats tumors by injecting particles, chemotherapy, or radioactive beads directly into the blood vessels that supply the tumor(s).

A small catheter is inserted into an artery and is guided to the tumor. Once in place, the particles, chemotherapy, or beads are injected. These treatments last a few days but act directly on the tumor's blood supply, and can be effective in reducing the tumor.

The common types of arterially directed therapy include:

- **Blocking blood flow (transarterial embolization)** involves injecting tiny particles into the blood vessels feeding the tumor(s). Stopping the blood flow cuts off the oxygen supply to the tumor and causes cancer cells to die.
- **Chemotherapy and blocking blood flow (transarterial chemoembolization)** involves injecting a chemotherapy mixture into the tumor to block the blood vessels connected to the tumor(s).
- **Chemotherapy beads (drug-eluting bead transarterial chemoembolization)** use tiny particles loaded with chemotherapy that are injected into the blood vessels feeding the tumor(s). The particles give off small

All types of ablation use a special needle, called a probe, which is inserted into the tumor. The probe is guided into place with a CT scan, ultrasound, or other type of imaging. The probe is removed afterward.

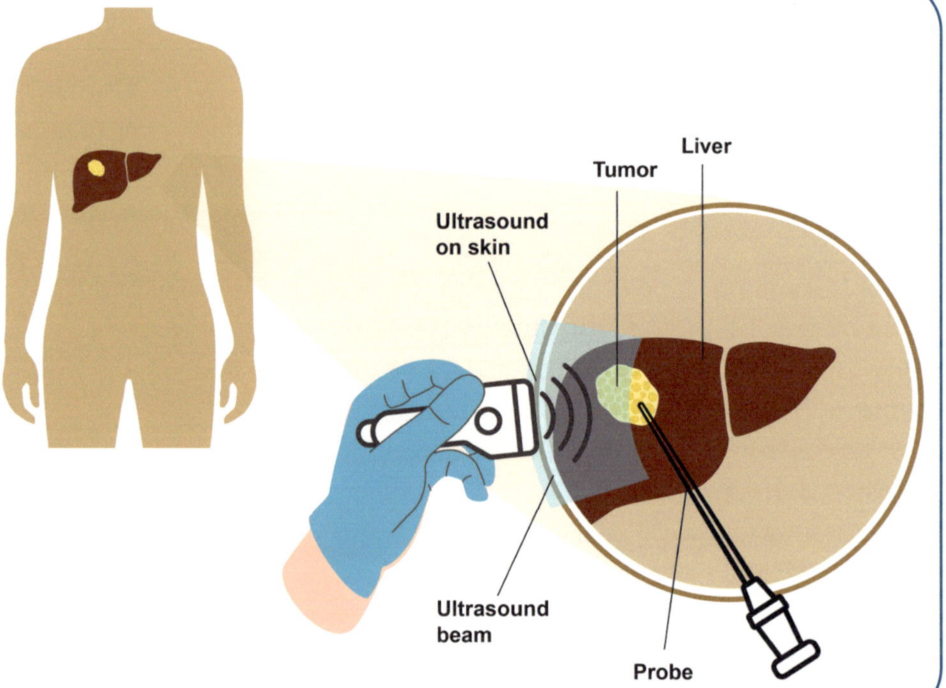

amounts of chemotherapy to the tumor over several days.

- **Radioactive beads (transarterial radioembolization)** use tiny glass or resin beads filled with a radioactive substance that are injected directly into the tumor(s). This procedure is often referred to as Y-90.

Depending on the circumstances, direct therapy may be used as a primary treatment, as a bridging treatment before a liver transplant, or for relieving pain.

The type of direct therapy recommended will depend on the size, number, and location of tumors, as well as your previous medical history and the expertise of your treating physicians.

Direct therapy has risks: it can cause liver function to worsen if the tumor's blood supply interferes with the liver's. It might not be used if your bilirubin level is above a certain level.

Radiation therapy

Radiation therapy uses high-energy x-rays, photons, protons, electrons, or other sources to kill cancer cells and shrink tumors. It can be given alone or with other treatments.

It might be used as supportive care or palliative care to help ease pain or discomfort caused by cancer, or to control bleeding caused by a tumor. Radiation therapy also may be a treatment for all tumors, regardless of location.

Most types of radiation include short treatment sessions that are given once daily over a few days to weeks. Ask your care team which radiation option(s) are best for you and what side effects to expect.

External beam radiation therapy

External beam radiation therapy uses a machine outside the body to aim radiation at tumor(s) or areas inside the body.

Common types that may be used to treat your cancer include:

- **Classic (stereotactic body) radiation therapy** uses high-energy radiation beams to kill or ablate the tumor. This can result in normal tissue receiving radiation as well, with some side effects depending on the location.
- **Shaped (intensity-modulated) radiation therapy** uses small beams of different strengths to match the shape of the tumor. This limits the amount of radiation to normal tissue.

Drug therapy

Drug therapy works throughout the body. Drug therapy might be used alone or with other therapies. Drug therapies used for liver cancer include targeted therapy and immunotherapy.

Goals of drug therapy should be discussed before starting treatment. Your wishes about treatment are important. Make your wishes known.

For a list of some drug therapies, see **Guide 3**.

Targeted therapy

Targeted therapy focuses on specific or unique features of cancer cells. Targeted therapies seek out how cancer cells grow, divide, and move in the body. These drugs stop or inhibit the action of molecules that help cancer cells grow and/or survive.

Targeted therapies may be used to treat tumors that have certain gene mutations. Larotrectinib (Vitrakvi) and entrectinib (Rozlytrek) might be used to target cancer that has a change in a gene called *NTRK*.

A biosimilar is an almost identical version of a drug made by another company. It's used in the same way and at the same dose as the original drug. Biosimilars for bevacizumab include Vegzelma, Mvasi, Zirabev, and Alymsys.

Immunotherapy

Immunotherapy is a type of systemic treatment that reactivates the immune system against tumor cells.

The immune system has many on and off switches. Tumors take advantage of "off switches." Two leading "off switches" are PD-1 and CTLA-4. Immunotherapy for liver cancer turns these "off switches" back on.

More information on immunotherapy side effects is available at NCCN.org/patientguidelines and on the NCCN Patient Guides for Cancer app.

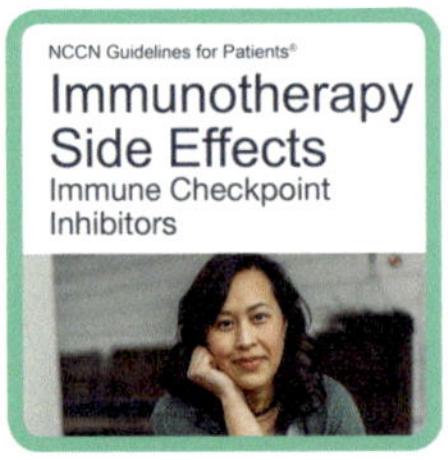

Guide 3
Recommended drug therapies

Targeted therapy

- Bevacizumab (Avastin) or bevacizumab substitutes (biosimilars) such as Vegzelma, Mvasi, Zirabev, and Alymsys
- Cabozantinib (Cabometyx)
- Entrectinib (Rozlytrek)
- Larotrectinib (Vitrakvi)
- Lenvatinib (Lenvima)
- Regorafenib (Stivarga)
- Repotrectinib (Augtyro)
- Selpercatinib (Retevmo)
- Sorafenib (Nexavar)

Immunotherapy

- Atezolizumab (Tecentriq)
- Dostarlimab-gxly (Jemperli)
- Durvalumab (Imfinzi)
- Ipilimumab (Yervoy)
- Nivolumab (Opdivo)
- Pembrolizumab (Keytruda)
- Tremelimumab-actl (Imjudo)

Clinical trials

You might also obtain treatment through a clinical trial.

A clinical trial is a type of medical research study. After being developed and tested in a lab, potential new ways of fighting cancer need to be studied in people.

If found to be safe and effective in a clinical trial, a drug, device, or treatment approach may be approved by the U.S. Food and Drug Administration (FDA).

Everyone with cancer should carefully consider all of the treatment options available for their cancer type, including standard treatments and clinical trials. Talk to your health care provider about whether a clinical trial may make sense for you.

Phases

Most cancer clinical trials focus on treatment and are done in phases.

- **Phase 1** trials study the safety and side effects of an investigational drug or treatment approach.
- **Phase 2** trials study how well the drug or approach works against a specific type of cancer.
- **Phase 3** trials test the drug or approach against a standard treatment. If the results are good, it may be approved by the FDA.
- **Phase 4** trials study the safety and benefit of an FDA-approved treatment.

Finding a clinical trial

In the United States

NCCN Cancer Centers
NCCN.org/cancercenters

The National Cancer Institute (NCI)
cancer.gov/about-cancer/treatment/clinical-trials/search

Worldwide

The U.S. National Library of Medicine (NLM)
clinicaltrials.gov

Need help finding a clinical trial?

NCI's Cancer Information Service (CIS)
1.800.4.CANCER (1.800.422.6237)
cancer.gov/contact

Who can enroll?

It depends on the clinical trial's rules, called eligibility criteria. The rules may be about age, cancer type and stage, treatment history, or general health. They ensure that participants are alike in specific ways and that the trial is as safe as possible for the participants.

Informed consent

Clinical trials are managed by a research team. This group of experts will review the study with you in detail, including its purpose and the risks and benefits of joining. All of this information is also provided in an informed consent form. Read the form carefully and ask questions before signing it. Take time to discuss it with people you trust. Keep in mind that you can leave and seek treatment outside of the clinical trial at any time.

Will I get a placebo?

Placebos (inactive versions of real medicines) are almost never used alone in cancer clinical trials. It's common to receive either a placebo with a standard treatment, or a new drug with a standard treatment. You'll be informed, verbally and in writing, if a placebo is part of a clinical trial before you enroll.

Are clinical trials free?

There is no fee to enroll in a clinical trial. The study sponsor pays for research-related costs, including the study drug. But you may need to pay for other services, like transportation or childcare, due to extra appointments. During the trial, you'll continue to receive standard cancer care. This care is often covered by insurance.

Supportive/palliative care

Supportive care, also known as palliative care, helps improve your quality of life during and after cancer treatment. The goal is to prevent or manage side effects and symptoms, like pain and cancer-related fatigue. It also addresses the mental, social, and spiritual concerns faced by those with cancer.

Supportive care is available to everyone with cancer and their families, not just those at the end of life. It's not the same thing as hospice, although a goal of hospice care is relieving pain and discomfort.

Supportive care can also help with:

- Making treatment decisions
- Coordinating your care
- Paying for care
- Planning for advanced care and end of life

Survivorship

A person is a cancer survivor from the time of diagnosis until the end of life. When treatment leads to remission (no evidence of disease), you'll need follow-up or survivorship care for late effects.

During survivorship care you'll still have a care team, but it'll look different. Seek out peer support groups, whether online or in person.

Side effects

All cancer treatments can cause unwanted health issues called side effects. Side effects depend on many factors. These factors include the drug type and dose, length of treatment, and the person.

Treatment can cause several side effects. Some side effects are very serious and may be harmful to your health. Others may just be unpleasant. You'll be monitored closely for side effects.

Ask for a complete list of side effects of each treatment. Also, tell your treatment team if you have any new or worsening symptoms. There may be ways to help you feel better. There are also ways to prevent some side effects.

Late effects

Late effects are side effects that occur months or years after a disease is diagnosed or after treatment has ended. Late effects may be caused by cancer or cancer treatment.

They may include physical, mental, and social problems, as well as second cancers. The sooner late effects are treated, the better. Ask your care team about what late effects could occur. This will help you know what to look for.

Blocked bile duct

A tumor in the liver may grow large enough to block your bile duct. A bile duct is a small tube that drains digestive fluid (bile) from the liver.

A blocked duct causes bile to build up in the liver. As a result, you may have pain, itching, discomfort, and/or yellowing of the skin and eyes. This is called jaundice. This blockage can cause an infection of the bile duct, called cholangitis.

A blocked bile duct may be treated by placing a biliary stent or doing a biliary bypass.

A biliary stent is a tiny tube that is placed in the bile duct to unblock it or keep it open. Before the stent can be placed, bile may need to be drained through an opening in the side of the body. You may need a new or second stent during or after cancer treatment if the tumor grows.

A biliary bypass is a surgery to re-route the flow of bile from the common bile duct into the small intestine. The result is that the bile flow avoids (bypasses) the blocked part of the duct.

Difficulty eating

Sometimes side effects from surgery, cancer, or its treatment might cause you to feel not hungry or sick to your stomach (nauseated). You might have a sore mouth.

Healthy eating is important during treatment. It includes eating a balanced diet, eating the right amount of food, and drinking enough fluids. A registered dietitian who's an expert in nutrition and food can help.

Speak to your care team if you have trouble eating or maintaining weight.

Distress

Depression, anxiety, and sleeping issues are common and are a normal part of a cancer diagnosis. Talk to your care team and with those whom you feel most comfortable about how you're feeling.

There are services, people, and medicine that can help you. Support and counseling services are available.

Fatigue

Fatigue is extreme tiredness and an inability to function due to lack of energy. Fatigue may be caused by cancer or by a side effect of treatment. Let your care team know how you're feeling and if fatigue is getting in the way of doing the things you enjoy.

Eating a balanced diet, exercise, yoga, acupuncture, and massage therapy may help. You might be referred to a nutritionist or dietitian to help with fatigue.

Pain

Tell your care team about any pain or discomfort. You might meet with a palliative care specialist or with a pain specialist to manage pain.

Fluid buildup in the abdomen

If there is fluid building up in your abdomen because your liver is not working properly, ask your team about treatment options such as medications (diuretics) and fluid removal (paracentesis).

Key points

- Systemic drug therapy works throughout the body. It includes chemotherapy, targeted therapy, and immunotherapy.
- Ablation is a type of treatment that uses extreme cold or heat, radio waves, microwaves, or chemicals to destroy cancer cells.
- Arterially directed therapy treats tumors by injecting particles, chemotherapy, or radioactive beads directly into the blood vessels that supply the tumor(s).
- Radiation therapy uses high-energy x-rays, protons, or other radioactive waves to kill cancer cells and shrink tumors.
- A clinical trial is a type of research that studies a treatment to see how safe it is and how well it works.
- Supportive care is health care that relieves symptoms caused by cancer or its treatment and improves quality of life. Supportive care is available at any time.
- All cancer treatments can cause unwanted health issues called side effects. Tell your care team about all your side effects so they can be managed.

Questions to ask

- When will I start treatment?
- How long will treatment likely take?
- What should I expect from treatment?
- What will you do to make me comfortable during treatment?
- How much will my insurance pay for treatment?

4

Removable liver cancer

This chapter is for people whose tumor might be removable with surgery (resectable) or those who may be eligible for a liver transplant. Together, you and your care team will choose a treatment plan that is best for you.

Your care team thinks they might be able to remove your liver tumor with surgery. This is called a *resectable* form of liver cancer. The requirements for removing liver cancer tumors are listed below.

Removal requirements

Tumor removal may be an option for you if you have:

- Child-Turcotte-Pugh Class A
- No increased pressure in the main vein supplying blood to the liver (portal hypertension)
- A tumor in a location that's easy to access by surgery
- Enough functioning and healthy non-cancerous liver cells after surgery
- Enough liver tissue left over after the surgery to work
- You're healthy enough to have the procedure

When possible, surgery is the preferred method to remove the tumor. Preferred therapies have the most evidence that they work better and may be safer than other therapies.

Resectable tumors can also be treated with ablation, arterially directed therapy, or radiation therapy.

There are many reasons why resection might not be the best choice for your situation. Ask your care team about this.

Liver transplant requirements

Transplant may be an option for you if:

- Your alpha-fetoprotein (AFP) level is 1,000 ng/mL or less
- Your tumor is 2 to 5 cm in diameter (the size of a lime or smaller), or you have 2 to 3 tumors that are 1 to 3 cm each (the size of a grape or smaller)
- Your large veins, arteries, or bile ducts have no cancer (no macrovascular involvement)
- Cancer is only found in your liver; your other organs have no cancer
- You're healthy enough to have the procedure

If a liver transplant is an option for you, then you'll be referred to a liver transplant center that has an experienced transplant team. There, you'll receive bridging therapy. Once the transplant is complete, you'll also receive medicine to prevent your body from rejecting the donor liver.

No transplant

If a liver transplant isn't an option for you, then the preferred treatment is surgery to remove the tumor (resection). Other options include ablation, arterially directed therapy, and radiation therapy.

Follow-up testing

After treatment, you'll start regular follow-up testing to watch for signs that cancer has returned or that your body is rejecting the donor liver (also called surveillance).

Imaging tests and blood tests to look for AFP will be needed. If you have hepatitis, you might be referred to a hepatologist to discuss antiviral treatment options.

Follow-up tests will be done every 3 to 6 months for 2 years, then every 6 months for at least 5 years.

Key points

- A tumor that can be removed completely with surgery is called resectable. Surgery is the preferred method to remove the tumor.
- Removable tumors can also be treated with ablation, arterially directed therapy, or radiation therapy.
- A liver transplant might be an option if you meet certain UNOS criteria.
- If a liver transplant is an option, you might have bridging therapy while waiting for a transplant.
- Bridging therapy might include ablation, arterially directed therapy (embolization), radiation therapy, or systemic drug therapy.
- Surveillance consists of regular testing to watch for signs that cancer has returned or the liver is being rejected.

Questions to ask

- How much of my liver will be removed?
- What other organs or tissues might be removed during surgery?
- What are the chances you can remove the whole tumor, and I'll have a negative margin?

5

Unremovable liver cancer

Surgery for liver cancer isn't always possible. Sometimes, the location of the tumor prevents surgery. Other times, the liver isn't healthy enough for resection. A tumor that can't be removed with surgery is called unresectable.

If your tumor can't be removed with surgery, then your cancer is considered *unresectable* or unremovable. Even if you can't have surgery to remove just the tumor, that doesn't mean there are no options.

This chapter explains the requirements for a total liver transplant and non-surgical treatments.

Liver transplant requirements

If the cancer responds to other therapies, such as medicine or radiation, you might still be a candidate for a transplant.

A liver transplant may be an option for you if:

- Your alpha-fetoprotein level (AFP) is 1,000 ng/mL or less
- Your tumor is 2 to 5 cm in diameter (the size of a lime or smaller), or you have 2 to 3 tumors that are 1 to 3 cm each (the size of a grape or smaller)
- Your large veins, arteries, or bile ducts have no cancer
- Cancer is only found in your liver; your other organs have no cancer

For more information on liver transplants, you can turn to the previous chapter (*Removable liver cancer*).

Follow-up testing

After a liver transplant, you'll start follow-up testing regularly to watch for signs that cancer has returned or that your body doesn't reject the donor liver. This is called surveillance.

Imaging tests and blood tests to look AFP are needed. Tests are usually done every 3 to 6 months for 2 years, then every 6 months for at least 5 years.

Treatment without surgery

Not everyone is healthy enough for a liver transplant. Surgery such as resection or partial hepatectomy might not be possible because of the location of the tumor or the health of your liver. Or you may simply not want a liver transplant for other reasons.

There's also the possibility that you'll need to shrink the tumor slightly before you can have a transplant; these treatments below might accomplish that.

You should be able to receive treatment with one or more of these options:

Locoregional therapy

Locoregional therapy focuses on the cancer and the area or region around it. Treatments include ablation, direct therapy, and radiation therapy. These are the preferred treatment options for those not receiving a liver transplant and with cancer only in their liver. Preferred therapies have the most evidence that they work better and may be safer than other therapies.

Clinical trial

A clinical trial might be an option. Clinical trials offer the best standard of liver cancer care while testing new therapies that may be able to help you. Ask your care team for more information.

Systemic drug therapy

Systemic drug therapy is drug therapy that works throughout the body. Systemic drug therapy options for unresectable liver cancer are the same ones used to treat metastatic disease. *See Chapter 6: Metastatic liver cancer.*

Supportive care

Supportive care relieves the symptoms caused by cancer and the side effects caused by cancer treatment. Supportive care isn't for treating cancer, but for improving your quality of life. You can have supportive care while having cancer treatment.

Cancer progression

When cancer grows or spreads, it's called progression. Progression can happen during or after your systemic drug therapy.

Treatment for progression is based on the type of systemic drug therapy you had before. You might have a different drug in the same category, or you might try a new type of drug altogether.

Systemic drug therapy options for cancer progression are the same as those used to treat metastatic disease. *See Chapter 6: Metastatic liver cancer.*

Key points

- A tumor that cannot be removed with surgery is called unresectable.
- A liver transplant might be an option for you if you meet certain requirements.
- After a liver transplant, you'll undergo surveillance. Surveillance consists of regular testing to watch for tumor growth and checking the liver for signs of rejection.
- If a liver transplant isn't an option for you, or to prevent the tumor from growing while you're on a transplant list, then the preferred treatment is locoregional therapy such as ablation, arterially directed therapy, or radiation therapy.
- Systemic drug therapy or a clinical trial are other options for those not undergoing a liver transplant.
- Supportive care is always available for anyone, regardless of cancer status.
- When cancer grows or spreads, it's called disease progression. Progression can happen during or after drug therapy.

Questions to ask

- How long will recovery take, and what should I expect?
- How much pain will I have? What will be done to manage my pain?
- What supportive care options are available to me?

6

Metastatic liver cancer

Stage 4B liver cancer is metastatic liver cancer. This is cancer that has spread from the liver to distant sites in the body. The goals of treatment are to reduce the amount of cancer and to prevent further spread.

Metastatic liver cancer has spread outside the liver to further areas of the body, such as the lungs or bones. Before you can start treatment, you'll need a biopsy to confirm that there are metastases.

Treatment options

The goals of treatment are to reduce the amount of cancer in the body (called cancer burden) and to prevent it from spreading further. Treatment options include a clinical trial, supportive care, or systemic drug therapy.

Systemic drug therapy

Systemic drug therapy works throughout the body. Preferred treatment options are based on your Child-Turcotte-Pugh class and other factors. Ask your medical oncologist why one drug might be chosen over another.

First-line options are the treatments given first. The preferred first-line systemic drug therapy options are atezolizumab with bevacizumab or tremelimumab-actl with durvalumab. Preferred therapies have the most evidence that they work better and may be safer than other therapies.

A substitute (biosimilar) drug might be used for bevacizumab. A biosimilar is an almost identical drug made by another company. It's used in the same way and at the same dose as bevacizumab.

Guide 4
First-line systemic drug therapy options for metastatic liver cancer

Preferred treatments	• Atezolizumab with bevacizumab* • Tremelimumab-actl with durvalumab
Other recommended treatments	• Durvalumab • Lenvatinib • Sorafenib • Tislelizumab-jsgr • Nivolumab with ipilimumab • Pembrolizumab

*A biosimilar might be used instead of bevacizumab.

For all first-line systemic drug therapy options, see **Guide 4**.

Clinical trial

A clinical trial is an option worth considering for any stage of cancer, not just metastatic cancer. It's a recommended option for those with metastatic cancer. Ask your care team for more information.

Supportive care

Supportive care is used to relieve the symptoms of cancer and the side effects of cancer treatment. Supportive care isn't for treating cancer, but for improving your quality of life. You can have supportive care while still having cancer treatment.

Cancer progression

When cancer grows or spreads, it's called progression. If first-line systemic drug therapy doesn't stop the growth or spread of cancer, then more lines of therapy might be given.

Treatment is based on the type of drug therapy you had before. You may have a drug in the same family that you haven't had before, or you might try a new drug if all other options haven't worked.

For next-line systemic drug therapy options, see **Guide 5**.

Guide 5
Next-line systemic drug therapy options for metastatic liver cancer

Options	• Cabozantinib • Regorafenib
Other recommended treatments	Any of the treatments in **Guide 4**
Treatments used in certain cases	• Larotrectinib, repotrectinib, or entrectinib for *NTRK* gene fusion-positive tumors • Nivolumab • Ramucirumab

What's next?

Metastatic liver cancer is very serious, and you have many options to treat it. Always be mindful that your thoughts and opinions matter when it comes to your treatment. Speak up when you don't feel comfortable doing something.

Key points

- Stage 4B liver cancer is metastatic liver cancer. It's cancer that has spread to distant sites such as the lungs or bones.
- The goal of treatment is to reduce the amount of cancer in the body, called cancer burden, and to prevent the further spread of cancer.
- First-line options are the treatments given first. The preferred first-line systemic drug therapy is atezolizumab with bevacizumab or tremelimumab-actl with durvalumab.
- A substitute (biosimilar) might be used instead of bevacizumab.

Questions to ask

- Are there programs to help me pay for treatment?
- What are the chances my cancer will return after treatment?
- How many lines of treatment will I need? How many am I allowed to have?
- How can I be made more comfortable while we treat my cancer?

We want your feedback!

Our goal is to provide helpful and easy-to-understand information on cancer. Take our survey to let us know what we got right and what we could do better.
NCCN.org/patients/feedback

7

Other resources

Want to learn more? Here's how you can get additional help.

What else to know

This book can help you improve your cancer care. It plainly explains expert recommendations and suggests questions to ask your care team. But it's not the only resource that you have.

You're welcome to receive as much information and help as you need. Many people are interested in learning more about:

- The details of their health and treatment
- Being a part of a care team
- Getting financial help
- Finding a care provider who's an expert in lung cancer
- Coping with health problems
- Issues with transplants or ways to get onto the transplant list

What else to do

Your health care center can help you with next steps. They often have on-site resources to help meet your needs and find answers to your questions. Health care centers can also inform you of resources in your community.

In addition to help from your providers, the resources listed in the next section provide support for many people like yourself. Look through the list and visit the provided websites to learn more about these organizations.

Where to get help

Blue Faery
Bluefaery.org

Cancer*Care*
Cancercare.org

Cancer Hope Network
Cancerhopenetwork.org

Cholangiocarcinoma Foundation
Cholangiocarcinoma.org

Gallbladder Cancer Foundation
Gallbladdercancer.org

Global Liver Institute
Globalliver.org

GRACE
Cancergrace.org

Imerman Angels
Imermanangels.org

National Coalition for Cancer Survivorship
Canceradvocacy.org

Triage Cancer
Triagecancer.org

Questions to ask yourself

- How can I find someone to stay with me after surgery?
- Do I feel safe and secure at home, at work, and/or in my neighborhood?
- What concerns do I have about stress, money, work, health, and/or relationships?
- Do I have a support network of family, friends, neighbors, and/or coworkers?
- How can I build a support system?

Words to know

ablation
A treatment that destroys very small tumors with heat, cold, lasers, or chemicals. Also called ablative therapy.

alpha-fetoprotein (AFP)
A protein that can be elevated in those with liver cancer.

arterially directed therapy
Treats tumors by injecting particles, chemotherapy, or radioactive beads directly into the blood vessels that supply the tumor(s).

bile
A yellowish-brown fluid that is made by the liver and helps to digest food.

bile duct
A small tube-shaped structure that drains digestive fluid (bile) from the liver.

bilirubin
A yellow-brown substance that is part of a digestive fluid called bile.

biopsy
A procedure that removes fluid or tissue samples to be tested for a disease.

biosimilar
An almost identical version of a drug made by another company. It is used in the same way and at the same dose as the original drug.

blood clot
A thickened mass of blood. Also called a thrombosis.

blood vessel
A tube-shaped structure that carries blood throughout the body.

bypass
An operation to re-route the flow of fluid in the body.

cancer antigen 19-9 (CA 19-9)
A protein made by certain cancer cells and found in blood.

cancer stage
A rating of the growth and spread of cancer.

carcinoembryonic antigen (CEA)
A protein that is present when some types of cancer form.

chemotherapy
Drugs that kill fast-dividing cells throughout the body, including cancer cells and some normal cells.

cholangitis
An infection of the vessels that drain digestive fluid from the liver (bile ducts).

cirrhosis
Scarring of the liver from chronic liver disease that may affect the function of the liver.

clinical trial
Research on a test or treatment to assess its safety or how well it works.

computed tomography (CT)
A test that combines many x-rays to make pictures of the inside of the body.

contrast
A substance put into your body to make clearer pictures during imaging tests.

core needle biopsy
A procedure that removes tissue samples with a hollow needle. Also called core biopsy.

donor
A person who gives their organs, tissues, or cells to another person.

embolization
A treatment that blocks blood supply to tumors with beads inserted into an artery.

external beam radiation therapy
A cancer treatment with radiation received from a machine outside the body.

fine-needle aspiration
Removal of a tissue sample with a thin needle.

gallbladder
A small organ that holds digestive fluid (bile) from the liver.

gastroenterologist
A health care provider who is an expert in digestive diseases.

hepatologist
A health care provider who is an expert in treating diseases of the liver, gallbladder, bile ducts, and pancreas.

hepatoma
Another term for hepatocellular carcinoma, primary liver cancer.

histology
The structure of cells, tissue, and organs as viewed under a microscope.

immune system
The body's natural defense against infection and disease.

immunotherapy
A treatment with drugs that helps the body find and destroy cancer cells.

intravenous (IV)
A method of giving drugs by a needle or tube inserted into a vein.

jaundice
Yellow-colored skin or eyes due to a buildup of bilirubin in the body.

laparoscopy
Use of a thin tool inserted through a cut made into the belly area.

lymph
A clear fluid containing white blood cells.

lymph node
A small group of disease-fighting cells located throughout the body.

magnetic resonance imaging (MRI)
A test that uses radio waves and powerful magnets to make pictures of the insides of the body.

medical oncologist
A health care provider who's an expert in cancer drugs.

metastasis
The spread of cancer cells from the first (primary) tumor to a new site.

microsatellite instability (MSI)
Errors made in small, repeated DNA parts during the copy process because of an abnormal repair system.

microsatellite instability-high (MSI-H)
Mutations in 30% or more microsatellites.

mutation
An abnormal change.

negative margin
When a tumor is removed completely, with no cancer remaining.

oncologist
A health care provider who is an expert in the treatment of cancer.

palliative care
Health care that includes symptom relief but not cancer treatment. Also sometimes called supportive care.

partial hepatectomy
Surgery to remove a portion of the liver.

pathologist
A health care provider who's an expert in examining tissue and cells to find disease.

performance status
A rating of one's ability to do daily activities.

positive margin
When a tumor is removed surgically and some tumor cells are left behind.

positron emission tomography (PET)
A test that uses radioactive material to see the shape and function of body parts.

primary treatment
The main treatment used to rid the body of cancer.

prognosis
The likely course and outcome of a disease based on tests.

progression
The growth or spread of cancer after being tested or treated.

radiation oncologist
A health care provider who's an expert in radiation treatment.

radiation therapy
A treatment that uses high-energy rays to destroy cancer cells.

radiologist
A health care provider who is an expert in imaging tests.

recurrence
The return of cancer after a cancer-free period.

resectable
Cancer that can be removed with surgery.

risk factor
Something that increases the chance of getting a disease.

side effect
An unhealthy or unpleasant physical or emotional response to treatment.

standard of care
The best-known way to treat a particular disease, based on past clinical trials. There may be more than one treatment that is considered standard of care.

subtype
A smaller group within a type of cancer that is based on certain cell features.

supportive care
Health care that includes symptom relief but not cancer treatment. Also called palliative care.

surgical margin
The normal-looking tissue around the edge of a tumor removed during surgery.

surgical oncologist
A surgeon who's an expert in performing surgical procedures in patients with cancer.

targeted therapy
Drugs that stop the growth process specific to cancer cells.

ultrasound
A test that uses sound waves to take pictures of the insides of the body.

unresectable
Cancer that can't be removed by surgery.

NCCN Contributors

This patient guide is based on the NCCN Clinical Practice Guidelines in Oncology (NCCN Guidelines®) for Hepatocellular Carcinoma, Version 1.2025. It was adapted, reviewed, and published with help from the following people:

Dorothy A. Shead, MS
Senior Director
Patient Information Operations

Tim Rinehart, MS
Medical Writer

Lisa Diehl
Production Layout Artist

The NCCN Clinical Practice Guidelines in Oncology (NCCN Guidelines®) for Hepatocellular Carcinoma, Version 1.2025 were developed by the following NCCN Panel Members:

*Al B. Benson, III, MD/Chair
Robert H. Lurie Comprehensive Cancer Center of Northwestern University

*Michael I. D'Angelica, MD/Vice-Chair
Memorial Sloan Kettering Cancer Center

Thomas Abrams, MD
Dana-Farber/Brigham and Women's Cancer Center | Mass General Cancer Center

Aijaz Ahmed, MD
Stanford Cancer Institute

Mehmet Akce, MD
O'Neal Comprehensive Cancer Center at UAB

Daniel A. Anaya, MD
Moffitt Cancer Center

Robert Anders, MD, PhD
Johns Hopkins Kimmel Cancer Center

*Chandrakanth Are, MBBS, MBA
Fred & Pamela Buffett Cancer Center

Lydia Aye, DO
UC Davis Comprehensive Cancer Center

*Melinda Bachini
Cholangiocarcinoma Foundation

Marshall Baker, MD, MBA
Huntsman Cancer Institute at the University of Utah

David Binder, MD
University of Colorado Cancer Center

Daniel Brown, MD
Vanderbilt-Ingram Cancer Center

Adam Burgoyne, MD, PhD
UC San Diego Moores Cancer Center

Jason Castellanos, MD, MS
Fox Chase Cancer Center

Jordan Cloyd, MD
The Ohio State University Comprehensive Cancer Center - James Cancer Hospital and Solove Research Institute

Darren Cullinan, MD, MSCI
Siteman Cancer Center at Barnes-Jewish Hospital and Washington University School of Medicine

Joseph Franses, MD, PhD
The UChicago Medicine Comprehensive Cancer Center

Evan S. Glazer, MD, PhD
St. Jude Children's Research Hospital/ The University of Tennessee Health Science Center

William Harris, MD
Fred Hutchinson Cancer Center

Renuka Iyer, MD
Roswell Park Comprehensive Cancer Center

Lawrence Jennings, MD, PhD
Robert H. Lurie Comprehensive Cancer Center of Northwestern University

R. Kate Kelley, MD
UCSF Helen Diller Family Comprehensive Cancer Center

Sajid Khan, MD
Yale Cancer Center/Smilow Cancer Hospital

Matthew Levine, MD, PhD
Abramson Cancer Center at the University of Pennsylvania

*Laleh Melstrom, MD, MS
City of Hope National Medical Center

Manisha Palta, MD
Duke Cancer Institute

Steven Raman, MD
UCLA Jonsson Comprehensive Cancer Center

Sean Ronnekleiv-Kelly, MD
University of Wisconsin Carbone Cancer Center

Vaibhav Sahai, MBBS, MS
University of Michigan Rogel Cancer Center

Stacey Stein, MD
Yale Cancer Center/Smilow Cancer Hospital

Kevin Stephans, MD
Case Comprehensive Cancer Center/ University Hospitals Seidman Cancer Center and Cleveland Clinic Taussig Cancer Institute

*Kannan Thanikachalam, MD
Roswell Park Comprehensive Cancer Center

Anita Turk, MD
Indiana University Melvin and Bren Simon Comprehensive Cancer Center

Jean-Nicolas Vauthey, MD
The University of Texas MD Anderson Cancer Center

Alan P. Venook, MD
UCSF Helen Diller Family Comprehensive Cancer Center

Motoyo Yano, MD, PhD
Mayo Clinic Comprehensive Cancer Center

Adam Yopp, MD
UT Southwestern Simmons Comprehensive Cancer Center

Ken Zhao, MD
Memorial Sloan Kettering Cancer Center

NCCN

Cindy Hochstetler, PhD
Oncology Scientist/Senior Medical Writer

Ryan Schonfeld, BA
Guidelines Coordinator

* Reviewed this patient guide. For disclosures, visit NCCN.org/disclosures.

NCCN Cancer Centers

Abramson Cancer Center
at the University of Pennsylvania
Philadelphia, Pennsylvania
800.789.7366 • pennmedicine.org/cancer

Case Comprehensive Cancer Center/
University Hospitals Seidman Cancer Center and
Cleveland Clinic Taussig Cancer Institute
Cleveland, Ohio
UH Seidman Cancer Center
800.641.2422 • uhhospitals.org/services/cancer-services
CC Taussig Cancer Institute
866.223.8100 • my.clevelandclinic.org/departments/cancer
Case CCC
216.844.8797 • case.edu/cancer

City of Hope National Medical Center
Duarte, California
800.826.4673 • cityofhope.org

Dana-Farber/Brigham and Women's Cancer Center |
Mass General Cancer Center
Boston, Massachusetts
877.442.3324 • youhaveus.org
617.726.5130 • massgeneral.org/cancer-center

Duke Cancer Institute
Durham, North Carolina
888.275.3853 • dukecancerinstitute.org

Fox Chase Cancer Center
Philadelphia, Pennsylvania
888.369.2427 • foxchase.org

Fred & Pamela Buffett Cancer Center
Omaha, Nebraska
402.559.5600 • unmc.edu/cancercenter

Fred Hutchinson Cancer Center
Seattle, Washington
206.667.5000 • fredhutch.org

Huntsman Cancer Institute at the University of Utah
Salt Lake City, Utah
800.824.2073 • healthcare.utah.edu/huntsmancancerinstitute

Indiana University Melvin and Bren Simon
Comprehensive Cancer Center
Indianapolis, Indiana
888.600.4822 • www.cancer.iu.edu

Johns Hopkins Kimmel Cancer Center
Baltimore, Maryland
410.955.8964
www.hopkinskimmelcancercenter.org

Mayo Clinic Comprehensive Cancer Center
Phoenix/Scottsdale, Arizona
Jacksonville, Florida
Rochester, Minnesota
480.301.8000 • Arizona
904.953.0853 • Florida
507.538.3270 • Minnesota
mayoclinic.org/cancercenter

Memorial Sloan Kettering Cancer Center
New York, New York
800.525.2225 • mskcc.org

Moffitt Cancer Center
Tampa, Florida
888.663.3488 • moffitt.org

O'Neal Comprehensive Cancer Center at UAB
Birmingham, Alabama
800.822.0933 • uab.edu/onealcancercenter

Robert H. Lurie Comprehensive Cancer Center
of Northwestern University
Chicago, Illinois
866.587.4322 • cancer.northwestern.edu

Roswell Park Comprehensive Cancer Center
Buffalo, New York
877.275.7724 • roswellpark.org

Siteman Cancer Center at Barnes-Jewish Hospital
and Washington University School of Medicine
St. Louis, Missouri
800.600.3606 • siteman.wustl.edu

St. Jude Children's Research Hospital/
The University of Tennessee Health Science Center
Memphis, Tennessee
866.278.5833 • stjude.org
901.448.5500 • uthsc.edu

Stanford Cancer Institute
Stanford, California
877.668.7535 • cancer.stanford.edu

The Ohio State University Comprehensive Cancer Center -
James Cancer Hospital and Solove Research Institute
Columbus, Ohio
800.293.5066 • cancer.osu.edu

The UChicago Medicine Comprehensive Cancer Center
Chicago, Illinois
773.702.1000 • uchicagomedicine.org/cancer

The University of Texas MD Anderson Cancer Center
Houston, Texas
844.269.5922 • mdanderson.org

UC Davis Comprehensive Cancer Center
Sacramento, California
916.734.5959 • 800.770.9261
health.ucdavis.edu/cancer

UC San Diego Moores Cancer Center
La Jolla, California
858.822.6100 • cancer.ucsd.edu

UCLA Jonsson Comprehensive Cancer Center
Los Angeles, California
310.825.5268 • uclahealth.org/cancer

UCSF Helen Diller Family
Comprehensive Cancer Center
San Francisco, California
800.689.8273 • cancer.ucsf.edu

University of Colorado Cancer Center
Aurora, Colorado
720.848.0300 • coloradocancercenter.org

University of Michigan Rogel Cancer Center
Ann Arbor, Michigan
800.865.1125 • rogelcancercenter.org

University of Wisconsin Carbone Cancer Center
Madison, Wisconsin
608.265.1700 • uwhealth.org/cancer

UT Southwestern Simmons
Comprehensive Cancer Center
Dallas, Texas
214.648.3111 • utsouthwestern.edu/simmons

Vanderbilt-Ingram Cancer Center
Nashville, Tennessee
877.936.8422 • vicc.org

Yale Cancer Center/Smilow Cancer Hospital
New Haven, Connecticut
855.4.SMILOW • yalecancercenter.org

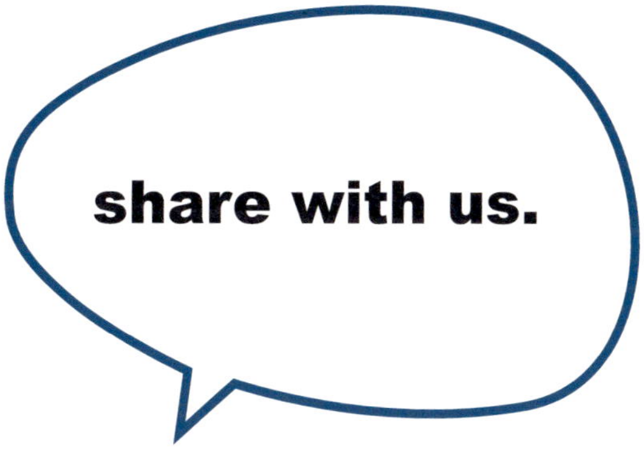

Take our survey and help make the NCCN Guidelines for Patients better for everyone!

NCCN.org/patients/comments

Index

Made in the USA
Monee, IL
29 March 2026

47103835R00033